答疑 解惑 辟谣

懂点儿科学

吃的N种困惑

《知识就是力量》杂志社 / 编

科学普及出版社

·北京·

图书在版编目（CIP）数据

吃的 N 种困惑 /《知识就是力量》杂志社编 . — 北京：科学普及出版社，2018.12
（懂点儿科学）
ISBN 978-7-110-09844-8

Ⅰ．①吃… Ⅱ．①知… Ⅲ．①饮食营养学—普及读物 Ⅳ．① R155.1-49

中国版本图书馆 CIP 数据核字（2018）第 140749 号

总 策 划	《知识就是力量》杂志社
策划编辑	郭 晶　何郑燕
责任编辑	何郑燕　纪阿黎
美术编辑	胡美岩
封面设计	胡美岩
版式设计	胡美岩
责任校对	焦 宁
责任印制	徐 飞

出　　版	科学普及出版社
发　　行	中国科学技术出版社发行部
地　　址	北京市海淀区中关村南大街 16 号
邮　　编	100081
发行电话	010-62173865
传　　真	010-62173081
网　　址	http://www.cspbooks.com.cn

开　　本	720mm×1000mm　1/16
字　　数	110 千字
印　　张	9.5
版　　次	2018 年 12 月第 1 版
印　　次	2018 年 12 月第 1 次印刷
印　　刷	北京盛通印刷股份有限公司
书　　号	978-7-110-09844-8/R·875
定　　价	32.00 元

（凡购买本社图书，如有缺页、倒页、脱页者，本社发行部负责调换）

前言 / PREFACE

成为自己的科学生活家

留言1：我是个爱做饭的人，但是一直有个疑问：同一食材的不同切法，似乎总会影响菜肴的味道。这是否有科学依据？

留言2：为什么有些癌症，一发现就是晚期？明明体检的时候一切正常，这到底是什么原因呢？

留言3：经常听说夏天一到，蚊子特别爱咬O型血的人，这是真的吗？难道蚊子真的有区分血型的能力？为什么有些人就是比较容易被蚊子咬呢？

…………

《知识就是力量》微信平台每天都能收到读者的各种留言，有关于生活饮食的、健康营养的……一条条留言的背后，是被各种解读所困扰的社会大众想获取科学真相的渴望。

怎样才能拥有一个最准确的生活引导？如何才能听到最专业的答疑解惑？现在，《知识就是力量》帮你做到了！

由《知识就是力量》杂志社总策划的《懂点儿科学》系列丛书，从读者留言的各种问题中摘取最具普适性的话题，邀请近百位科普大V、专业学者，送上147个与你生活息息相关的生活小锦囊。

《吃的N种困惑》着重解答了关于如何科学地吃这个问题。正所谓"民以食为天"，关于吃的话题自然成为社会大众关注的热点之一。

"蔬菜为什么是亚硝酸盐产生的'重灾区'？""秋葵真的是'神菜'吗？""煲汤越久越营养？"……跟着我们优秀的科学达人一起当快乐的吃货吧！

《身体的N种秘密》着重解答了关于人类身体的许多小秘密。正所谓"爱美之心人皆有之"，关于"美"的话题自然一跃成为大众关注的热点之一，如"牙齿长黑点了，怎么办？""皱纹太多是骨质疏松惹的祸？""过敏症增多，是因为空气污染吗？"……跟着科学大咖一起去揭示身体里那些不为人知的小秘密、小科学，如何？

《生活的N种谣言》着重解答了与大家生活息息相关的各种谣言。正所谓"谣言止于智者"，如"娘矮矮一窝，母亲的遗传贡献率真有那么高？""秃头更聪明？""蘑菇与茄子同食真的会中毒吗？"……你知道如何解读吗？跟着我们的专家一起，去揭开那些困扰你很久，甚至深信不疑的各种谣言吧！

跟着《懂点儿科学》，跟着科学家的解读，慢慢成为自己的科学生活家。科学，让生活更美好！

《知识就是力量》杂志社社长/主编　郭晶

目录 CONTENTS

果蔬面面观

蔬菜为什么是亚硝酸盐产生的"重灾区" / 002
维生素片能代替水果蔬菜吗 / 005
你分得清橘、橙、柑、桔吗 / 007
秋葵真的是"神菜"吗 / 010
韭菜功效的"去伪存真" / 013
真假蓝莓你要分得清 / 016
你真的会洗水果吗 / 019
水果、果干、果脯,营养差别在哪 / 022
奇异果和猕猴桃,你分得清楚吗 / 024

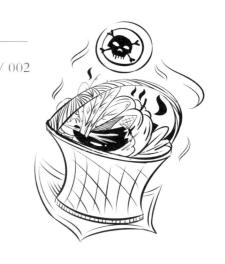

保健科学营

吃什么能补脑 / 026
究竟吃什么才补铁 / 029
"过午不食"适合现代人吗 / 032
煲汤越久越营养吗 / 035
你知道的补钙知识都靠得住吗 / 038
怎么理解"食不过量" / 041
细菌能防止你的美食腐败吗 / 043
致癌食物知多少 / 046
酵素真有传说中那么神吗 / 049
"粗茶淡饭"好处多 / 052

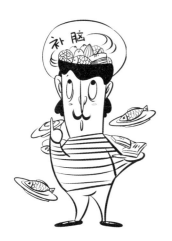

喝的学问班

啤酒颜色越深越有营养吗　/ 055

什么时候喝酸奶最好　/ 058

喝茶能消脂减肥吗　/ 061

酒量能不能练出来　/ 064

每天喝8杯水致人命有科学依据吗　/ 067

咖啡因会导致中毒吗　/ 070

酸奶，你真的买对了吗　/ 073

果汁背后有"秘密"　/ 076

这么多花茶，到底喝哪种好　/ 079

羊奶真的比牛奶好吗　/ 082

现磨豆浆和冲调豆浆，哪个更胜一筹　/ 085

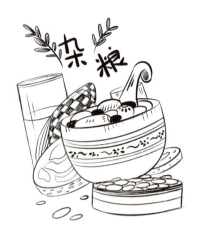

吃货总动员

吃猪肝能明目吗　/ 088

汉堡有荤有素，为什么依然被认为不健康　/ 091

无淀粉火腿肠是最好的火腿肠吗　/ 094

吃了苦味瓜子会致癌吗　/ 097

教你打造5分钟快手早餐　/ 100

老抽好还是生抽好　/ 103

吃猪肝都有哪些讲究　/ 106

吃盐的常识你都知道吗　/ 109

为什么很多人都爱吃烤串儿　/ 112

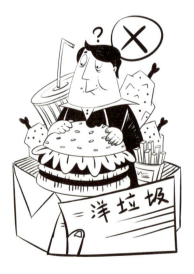

鸡蛋有"种族"之分吗　　／115
吃辣为什么要适量　　／118
味精和鸡精哪个好　　／121

生活指南针

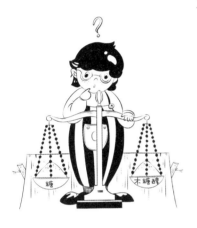

真假海蜇如何分辨　　／124
"甜味剂"能代替糖类吗　　／127
6招教你辨别假冒伪劣食品　　／130
你看得懂食品包装"说明书"吗　　／133
四招教你解冻"冻肉"　　／136
你真的了解保质期吗　　／138
做成罐头的食品，是不是就没有营养了　　／141
不同切法会影响食材味道吗　　／144

果蔬面面观

蔬菜为什么是亚硝酸盐产生的"重灾区"

撰文/李虓（发酵工程专业硕士，酒类、食品类研究者，酿酒师，科普作家）

人们接触到亚硝酸盐的途径很多，但有研究表明人体摄入的亚硝酸盐81.2%来自蔬菜。

亚硝酸盐，是一类和人们饮食息息相关的物质，它们在食品生产中被用作食品着色剂和防腐剂。更为重要的是，它们还常常引发人们食物中毒。

对于成人而言，摄入 0.2～0.5g 亚硝酸盐即可引起中毒，而 3g 即可致死，可以说是食品添加剂中急性毒性最强的物质之一。此外，亚硝酸盐的危害很多，比如它能与食品中的胺反应生成 N-亚硝胺，而亚硝胺是一种致癌物。据研究，食道癌与患者摄入的亚硝酸盐量呈正相关性。亚硝胺还能够透过胎盘进入胎儿体内，对胎儿有致畸作用。

为何蔬菜会成"重灾区"

为什么蔬菜容易产生有害的亚硝酸盐，成为"重灾区"？不妨先来了解一下亚硝酸盐的前世今生。亚硝酸盐的前身是硝酸盐，是自然界中广泛存在的一种无机盐。新鲜的蔬菜中含有很多硝酸盐，这是植物在吸收土壤中的氮肥之后，将这种氮元素暂存于植物体内的结果。需要注意的是，硝酸盐本身没有毒性，但是一些细菌或者植物本身会具有硝酸还原酶，它们能将硝酸盐转化为亚硝酸盐，这样就具有了毒性。

对于新鲜蔬菜而言，由于现在的种植者乐于追求蔬菜的高产，会大量施用化肥，尤其是大量施用易造成硝酸盐过量积累的氮肥，土壤中硝酸盐含量过多，进而造成蔬菜体内硝酸盐过量积累，结果就有可能使得蔬菜中的硝酸盐含量严重超标。

另一方面，腌制蔬菜的食用也是人们接触亚硝酸盐的重要途径。腌制蔬菜，比如泡菜、咸菜等，因风味独特，人们经常食用。但在制作过程中，如果工艺条件控制不当，如腌制蔬菜时加盐量不足且腌制时间过短，就难以控制细菌的繁殖数量，导致腌菜中硝酸盐被细菌还原成亚硝酸盐，结果造成亚硝酸盐含量过高。一般情况下，腌菜之后一周左右的时间亚硝酸盐含量最高，二十天之后相对降低。

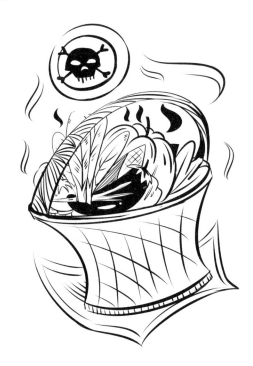

蔬菜作为人们接触亚硝酸盐的重要途径之一，在夏天更需注意。夏季气温较高，非常适合微生物生长繁殖，蔬菜容易腐败变质，产生更多的亚硝酸盐。与此同时，人们容易受气温影响没有食欲，会食用较多的腌制蔬菜以下饭，这就更增加了亚硝酸盐中毒的概率。

如何食用才能避免危害

针对如何食用蔬菜，才能避免亚硝酸盐的危害，以下建议可供参考。

第一，不吃腐烂蔬菜或隔夜炒菜。买回的新鲜蔬菜应放入冰箱中保存，但即便如此，也要尽快新鲜食用，一旦发现蔬菜有腐烂的情况，马上丢弃。对于炒熟的菜品，尽量在当天食用完毕。如果遇到必须食用隔夜菜的情况，可以将菜炒熟置于干净的容器中，不再翻动，待温度稍下降后即可放入冰箱中储存，并在食用当天再添加食盐。

第二，有倾向地选择一些低硝酸盐含量的蔬菜。研究结果表明，根茎菜类和绿叶菜类的硝酸盐积累量最高，而相比之下，瓜类菜的含量最低，两者可相差20多倍。不同种类蔬菜中，硝酸盐含量由高到低的顺序为：根菜类、绿叶菜类、白菜类、甘蓝类、豆类、茄果类、瓜类。

第三，食用腌菜应到正规厂家购买，如果自家制作腌菜，应控制延长腌制时间。

最后，如果出现头痛、头晕、无力、胸闷、心悸、恶心、呕吐、腹痛，以及口唇、指甲、全身皮肤、黏膜发绀等症状，应立即去医院就医。

维生素片能代替水果蔬菜吗

撰文/李文思（复旦大学附属中山医院药师、临床药学博士）
　　　陈璋璋（复旦大学附属中山医院副主任药师）

有些人不喜欢吃水果和蔬菜，但这两类食物又富含丰富的维生素，怎么解决这个问题呢？市场上卖得超火的维生素片可以替代水果和蔬菜吗？吃了药片，补充了营养，还能继续挑食，吃自己喜欢吃的东西，是不是真的一箭双雕？

药片真能代替水果蔬菜吗

答案当然是：不能。这些药片有的属于保健食品（批准文号为"国食健字"开头），有的属于药品（批准文号为"国药准字"开头），它们又被称为膳食补充剂。这些膳食补充剂里面仅含有单个或多个维生素成分，多数情况下仅能对其标明的成分进行补充。而水果蔬菜中除了这些必需的维生素之外，还富含大量其他的必需营养物质，比如矿物质、叶黄素、花青素、纤维素等。这些营养物质也是人体所必需的，单一药片无法一次性给予人体所有的必需营养物质。

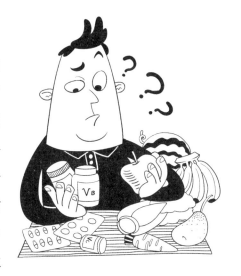

因此当一个人缺乏维生素的时候，医生除了给予维生素片外，还会嘱咐患者要多吃水果蔬菜，平衡膳食。

谁需要膳食补充剂

膳食补充剂，是指在某些疾病状态、特殊生理状态或者特殊工作环境的人群中，如果采用正常的膳食无法满足身体需要，故需要额外补充的某些营养素。

膳食补充剂包括维生素、矿物质、氨基酸以及其他很多可以广泛利用的成分。

一般而言，处于特殊时期并对某一营养物质有较高需求的人，需要膳食补充剂。比如，怀孕期间，孕妇体内对叶酸的需求大量增加，因此需要根据体内叶酸水平来补充；处在更年期的女性，因为身体激素的变化加上年龄问题，需要增加钙和维生素 D 的摄入；纯素食主义者饮食中缺乏肉类，建议适量补充维生素 B_{12}。他们的饮食中也没有奶类食物，应该补充钙和维生素 D，具体补充量请咨询专业人士，需要根据饮食等情况进行个性化指导。

由于不同地域具有不同的饮食习惯，比如南方人会比北方人吃更多的新鲜蔬菜，因此不同地区人们体内的营养元素水平也有所不同。另外，由于营养物质缺乏而导致疾病的患者，需要膳食补充剂快速补充营养，并辅以平衡膳食。例如，缺铁性贫血的患者需要补充铁剂，并多吃含有铁元素的食物。

膳食补充剂越贵越好吗

有人笃信一句老话：一分钱一分货。对几块钱、十几块钱的维生素片嗤之以鼻，转而追求其他厂家昂贵的维生素片，认为越贵越有效。其实并不是这样的，膳食补充剂有的属于保健食品，有的则是药品。对于同一种膳食补充剂，比如维生素 C 片，保健食品和药品之间没有实质性的差别。一些保健食品之所以昂贵，很大程度上是因为包含了厂家卖力宣传的成本。

你分得清橘、橙、柑、桔吗

撰文/康火南（中国科普作家协会会员、福建省科普作协理事）

每年临近圣诞，水果市场里的各种柑橘类水果非常丰富，有黄岩早橘、温州蜜柑、漳州芦柑、四川锦橙、南丰蜜橘等，让人眼花缭乱。这么多种橘子，你都认识吗？为什么都是橘子，却有的称橘，有的称橙，还有的叫柑？你知道怎么区分吗？

橘

古代所指的"橘"，是包含了各种柑橘的总称。柑橘类水果一般可归纳为 8 大类，即：橙类、柚类、枳类、枸橼类、金橘类、大冀橙类、宜昌类和宽皮柑橘类。

橙

橙，是非常具有代表性的柑橘类果树，包括甜橙和酸橙两个基本种。甜橙品种非常丰富，全世界品种达 400 个以上。一般分普通甜橙、脐橙和血橙。果实圆形，果皮较厚，皮肉不易剥离。橙还有一个明显的特点是种子较大，种子和种胚皆为白色，如甜橙、脐橙等。根据果实的形状和特点，可分为以下 4 个品种类群。

1. 普通甜橙

果实一般为圆形，橙色，果顶无脐，或间有圈印，甜橙囊瓣分离困难。风味优良，是世界上主要的橙汁加工品种，是甜橙中数量较多的种类。

2. 血橙

果肉及果汁全呈紫红色或暗红色。果肉细嫩多汁，具特殊香味，地中海地区是其起源地和主产地。

3. 脐橙

果顶有脐是其突出特征，无核、肉脆嫩、味浓甜略酸，剥皮与分瓣均较容易，

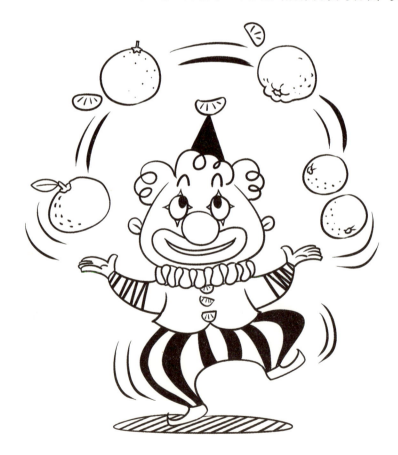

果型大，成熟早，主要供鲜食，为国际贸易中的重要良种。

4.酸橙（别称：苦橙）

果圆形，趋于扁圆，色泽为橙黄或橙红色，其汁味酸，少香气，鲜果不能吃，以干燥的未成熟果实药用，名枳壳，抗寒性比甜橙稍强。

柑

果形较大较扁，果皮较松，易剥离，襄瓣可以一瓣一瓣掰开，种子色白中带绿，如蜜柑、碰柑、新会柑、四会柑等。

碰柑也称芦柑，因果实形态和品质差异，分"硬芦"和"冇芦"两品系。硬芦品质更佳，其果实高扁圆形，果皮澄黄、较坚硬。其色泽鲜艳，外表凸凹粗糙，皮松易剥，肉质脆嫩，汁多化渣，风味独特。硬芦为芦柑中优良品系，著名的有漳州芦柑、永春芦柑，系福建省名优特产。

冬至过后，是食用柑橘的大好时节，特别推荐春节前以漳州芦柑为主，春节后以永春芦柑更胜一筹，那时糖分提高，酸味减少，风味更佳。

桔

果实比柑小，皮薄易剥，种子多呈绿色，如南丰蜜桔、洞庭红桔、年桔、朱砂桔等。南丰蜜桔（别称贡桔、蜜桔、南丰桔）是我国柑桔中的优良品种，也是江西省的名贵特产。历史上就以果色金黄、皮薄肉嫩、食不存渣、风味浓甜、芳香扑鼻而闻名中外。

不过，由于各地群众习惯上称呼不同，有时在名称上也常有混淆之处。例如，温州蜜柑有些地方称它为无核橘；四川的锦橙，因它的果形长圆，在当地也有称鹅蛋柑的。因而，橘子名称上的混淆更导致了人们概念上的模糊。

秋葵真的是"神菜"吗

撰文/毛金春（国家一级公共营养师）

秋葵做"网红"好多年了，盛传它是"绿色黄金""降糖高手"，堪称包治百病的"神菜"，商家们利用这个机会更是大肆炒作，以至于秋葵的价格居高不下。那么，秋葵究竟是否真的这么"神"呢？让我们一起揭开它的神秘面纱，看一看它的真面目。

秋葵的"户籍"

秋葵又名黄秋葵、羊角豆、咖啡黄葵、毛茄，俗称洋辣椒，原产于非洲，20世纪初由印度引入中国，目前在欧洲、非洲、中东、印度及东南亚等热带地区广泛栽培。它的可食用部分是果荚，分绿色和红色两种，脆嫩多汁、滑润不腻、香味独特，深受人们青睐。

秋葵"神"在哪儿

秋葵之所以被传有那么多"神"功效，与它的营养价值密不可分。研究表明，秋葵含有丰富的维生素、矿物质和膳食纤维，每100g秋葵含有维生素A 52mg、胡萝卜素310mg、维生素E 1.03mg、维生素C 4mg、钙45mg、磷65mg、钾95mg、锌0.23mg、硒0.51μg，膳食纤维3.9g。然而，这些营养素在其他蔬菜中也普遍存在，是蔬菜的共性，甚至相比某些蔬菜，秋葵某种营养素的含量并不值得骄傲。例如同样以100g计算，西红柿含有维生素A 92mg、胡萝卜素550mg，均是秋葵的1.7倍；豌豆苗含有维生素E 2.46mg，是秋葵的2.4倍，含有维生素C 67mg，是秋葵的16.8倍；毛豆含有钙135mg，是秋葵的3倍，磷188mg，是秋葵的2.9倍，钾478mg，是秋葵的5倍；小白菜含有锌0.51mg，是秋葵的2.2倍，硒1.17μg，是秋葵的2.3倍。因此，与其推崇秋葵，不如食物多样化，不仅满足各种口感，而且获得的营养更丰盛。

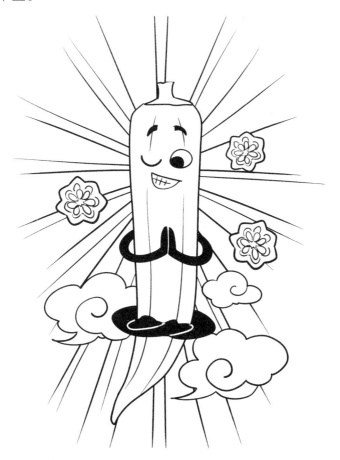

值得一提的是，秋葵还具有降糖功效。将秋葵切开，里面有黏黏的汁液，味道香甜，肉质软糯。这些黏性物质含有果胶，是可溶性膳食纤维的一种，它能够延长食物在胃肠内停留的时间，降低葡萄糖的吸收速度，使餐后血糖指数不会快速升高，从而有利于糖尿病人控制血糖，这就是秋葵"降糖高手"的由来。然而，洋白菜、苜蓿、豌豆、蚕豆等蔬菜也含有较多的果胶，同样能达到降糖的功效。

经过以上分析，我们不难看出，"神菜"并不神，只要我们对所有食物"雨露均沾"，效果比"神菜"好百倍。

秋葵的正确打开方式

秋葵性寒，属于寒性食物，所以秋葵不宜与其他寒、凉性肉类食物一起烹饪或一起进食，这样容易导致脾胃虚寒，引起腹泻等不适反应。常见的凉性肉食有水牛肉、鸭肉、鱼等，常见的寒性肉食则有鸭蛋（性微寒）、螃蟹、蛤蜊（沙蛤、海蛤、文蛤）、章鱼等。

其实，秋葵跟茄子、黄瓜一样，是我们日常生活中的一种普通蔬菜，每一种食物都有它独特的口味和营养特点，无论它多么好吃或者营养价值如何高，单一的食物都不可能满足我们身体的每日所需。要想身体健康，建议大家培养健康的生活习惯，平衡膳食，不挑食，不偏食，做自己健康的管家。

韭菜功效的"去伪存真"

撰文/贾艳雪（国家三级公共营养师）

韭菜，属百合科多年生草本植物，以种子和叶等入药，具健胃、提神、止汗固涩、补肾助阳、固精等功效。在中医里，韭菜有一个很响亮的名字叫"壮阳草"。韭菜的养生功能有很多，有一些是我们熟知的，有一些是我们还不知道的，不妨来了解一下韭菜与两性之间的那些事吧。

只有男人吃才好吗

"韭菜，男人吃了好"的说法从中国古代流传至今，作为一种绿色蔬菜，韭菜被赋予"壮阳草"的称号。

追溯到一些食疗养生的书籍，会从韭菜性温、补气的层面出发，在《本草拾遗》中有韭菜"温中，下气，补虚，调和腑脏，令人能食，益阳"等的记载，其中"益阳"一词被当作韭菜壮阳的重要依据，但这里的"益阳"被理解为男人吃才好很牵强，没有依据。

从现代营养学角度来看，有人会从矿物质锌的角度来宣扬韭菜是壮阳食物。锌对于生长发育、免疫功能、物质代谢和生殖功能等均有重要作用，而且有科学研究表明，锌对睾酮有提升作用。但遗憾的是，韭菜中锌元素的含量每百克 0.43mg 左右，含量很低。此外，韭菜中含量稍高的硫化合物，在韭菜特殊的辛辣香味方面起作用，与生殖系统没有关系。

所以，韭菜只有男人吃才好的说法是不对的。

女人吃是否有好处

韭菜是一种深绿色蔬菜。2016 版的《中国居民膳食指南》中推荐：多吃蔬果、奶类、大豆。要知道，蔬菜具有以下营养优势：

① 蔬菜中的 β- 胡萝卜素对保证正常的视力、缓解视疲劳有益。

② 蔬菜中钙、钾、镁元素和维生素 K 对预防骨质疏松有益。

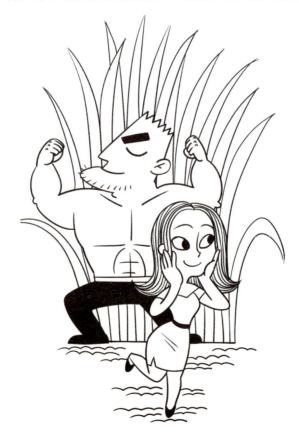

③ 蔬菜中丰富的维生素 C 对于抗氧化、提高免疫力有益。

④ 蔬菜中膳食纤维含量丰富，对于提高饱腹感、控制食量有益。

⑤ 蔬菜和水果的联合作用可以降低心血管疾病的发病风险，降低肺癌和糖尿病的发病风险，降低食管癌和结肠癌的发病风险。

蔬菜作为平衡膳食的重要组成部分，要做到餐餐有蔬菜，保证每天摄入 300 ~ 500g 蔬菜，深色蔬菜应占 1/2。所以不管男人女人，都可以自行选择吃韭菜。

深色蔬菜除了深绿色的韭菜、菠菜、油菜、芹菜叶、西蓝花、茼蒿外，还包括深红色、橘红色和紫红色的蔬菜，比如西红柿、胡萝卜、南瓜、紫甘蓝等。

在蔬菜选择上，颜色作为蔬菜营养素和植物化学物丰富的表现之一，选择不同颜色的蔬菜是方便易行地实现食物多样化的方法之一，也就是简称的"彩虹原则"。一般深色蔬菜的营养素含量会高于浅色蔬菜。

女人吃韭菜会美白吗

经常食用新鲜的蔬菜、水果，保证每天优质蛋白、主食、坚果的摄入，对身体健康、美白皮肤有优势。但美白的层面不仅仅有食物，还有休息、睡眠、饮水、运动、化妆品等。所以对于吃韭菜美白与否，都太过于单一和片面。

韭菜需注意农药残留问题，因为韭菜所生的特殊虫害，一般喷洒农药的浓度会高一些，在食用韭菜时要特别注意农药残留的去除。

懂点儿科学

真假蓝莓你要分得清

撰文/毛金春（国家一级公共营养师）

蓝莓素来有"浆果之王""水果皇后"的美誉，被联合国粮农组织列为人类五大健康食品之一。那么，蓝莓是否实至名归呢？花了大价钱，却经常买到假货，怎么辨别真假蓝莓？蓝莓干、蓝莓酱、蓝莓果汁等，面对琳琅满目的蓝莓产品又该如何挑选呢？

完"莓"无暇

蓝莓不仅像其他水果一样含有丰富的维生素和矿物质，更含有一般水果不具备或含量很少的蛋白质、脂肪和碳水化合物。其中，蓝莓的花青素含量在具有抗氧化作用的水果和蔬菜中是最高的，可见它对人体的保健作用非同一般。

护眼小能手

人的眼睛能看到东西是因为视网膜中的视紫质将光的刺激传递给了大脑，视紫质不足则会导致视力下降、眼睛干涩等。蓝莓中的花青素可促进视紫质的再合成，从而起到保护视力的作用。根据这一发现，美国从2000年开始将

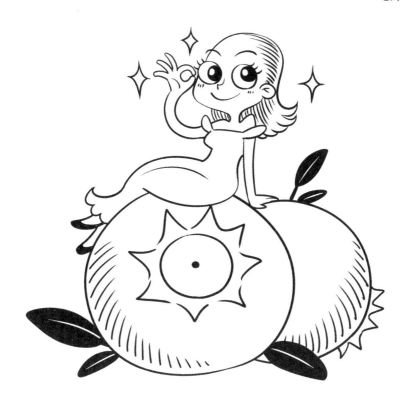

蓝莓列为中小学生保护眼睛的营养配餐食品。其实,不光是学生,看电脑、手机工作的白领、微商以及经常熬夜用眼的人们都应该注意保护眼睛,建议以上人群每天食用5~10颗蓝莓。

抗癌战士

基因是我们每个人的生命密码,它承载着生命的遗传物质,如果基因遭受自由基的侵害则会发生基因突变,导致癌症。蓝莓中的花青素和超氧化物歧化酶是自由基的"天敌",能够清除自由基,防止癌细胞扩散,其中以野生蓝莓最佳。研究表明,蓝莓对于防肺癌、肝癌、乳腺癌、前列腺癌以及白血病有着非常积极的作用。

护心健脑

蓝莓含有的花青素、维生素 C 和维生素 E 能够抵抗自由基的氧化作用，保护脑神经不被氧化，提高记忆力，可修复被自由基伤害的血管内皮细胞，保障血管平滑肌舒张，稳定血压，清除血管内的"垃圾"，保护心血管健康。

延缓衰老

人体的衰老是由自由基的氧化引起的，蓝莓中含有三大抗氧化剂，分别为花青素、超氧化物歧化酶和维生素 E，它们被称为"人体中的垃圾清道夫"，能够将对人体有害的自由基还原成无害的自由基。实验证明，经常食用蓝莓能够使皮肤更加富有弹性。

火眼金睛辨真假蓝莓

蓝莓实在是健康的好帮手，可是很多不良商家却经常用黑加仑干冒充蓝莓干，"脸盲症"的我们如何应对？

首先看外形。蓝莓圆圆的，皮薄肉厚，无核，籽粒小易嚼，一般没有根。而黑加仑呈椭圆形，皮厚，籽粒硬不易嚼，一般有根。

其次看价格。蓝莓的价格是比较高的，至少是黑加仑的两三倍，如果蓝莓市场价百元一斤，那么四五十元一斤的"蓝莓"必定有假。所以，建议大家购买蓝莓时，不要贪便宜，一定要去正规的超市和门店购买，以防被骗。

你真的会洗水果吗

撰文/张利（国家二级公共营养师、高级配餐师）

大家都知道，多吃水果可以帮助我们摄取膳食纤维、维生素C、胡萝卜素以及B族维生素等，对人体健康是非常有利的。但是，现在水果都存在着农药残留问题，人们在享受新鲜美味的同时，不免也会有所担心。那么，水果怎么洗才健康呢？

该用什么洗水果

农药的种类很多，性质也不一样，但大致可分为水溶性和脂溶性两种。常有人以盐水或洗涤灵来清洗，盐水对某些水溶性农药较易清除，但对于脂溶性农药反而洗不干净；而洗涤灵虽然对脂溶性农药较清水有效，但洗完后会留下清洁剂的残留，必须再用大量清水将其洗除。

其实，水溶性农药和脂溶性农药用大量清水冲洗后，效果都能达到令人满意的程度，因此建议用大量清水清洗水果。方法是：准备一把刷子，在流水中刷洗，靠物理的摩擦作用清除水果表面的部分残留农药和污垢。

不同水果洗法不同

1. 去皮吃的水果

芒果、荔枝、龙眼、西瓜等都是要去皮吃的水果,用水冲洗后剥皮或切片就好,因为有去皮这个步骤,所以不用太过担心果皮不干净。

2. 可以带皮吃的水果

在清洗苹果、梨子和葡萄等可以带皮吃的水果时,也是可以用热水洗的。比如苹果,在用热水洗的时候,可以很快将苹果表皮的保鲜剂清洗掉。需要提醒大家的是,苹果最好连皮一起吃,因为与苹果果肉相比,苹果皮中黄酮类化合物含量较高,抗氧化活性也较强,并能预防中老年女性中风。

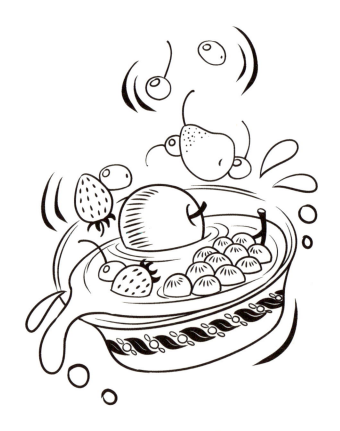

因为水果的性质、形状不一样，清洗的方法也是多种多样的。在清洗葡萄、桑葚等浆果类水果时，可在盆里撒一把面粉或者淀粉，反复倒腾，因为面粉和淀粉都有黏性，会把水果上的污垢黏住，然后用清水洗净即可。

毛桃好吃，营养价值也不菲，但是清洗起来却不太容易。其实可以先用水淋湿桃子，然后放一把盐涂在桃子表面，这里放盐的目的，不是去农残，而是通过揉搓盐所产生的摩擦力将桃子表面的毛去掉。操作完这一步后，放进清水中泡一会儿，然后再用清水洗净。

3. 只能带皮吃的水果

对于像草莓、杨梅这种易破损又只能带皮吃的水果，如果不洗就直接吃容易导致腹泻等疾病的发生。其实这类水果的清洗也是不难的。可以用流动水连续冲洗几分钟，去除其中大部分的细菌、农药，但是注意，不要用清水浸泡，以免农药溶出后在水中再次被吸收，并渗入果实内部。可用淘米水浸泡，碱性的淘米水有分解农药的作用。

去掉贴水果标签部分的果皮

我国食品标签使用的黏合剂中通常含有苯、甲苯、二甲苯等有毒化学物质，价格标签如果直接贴于水果、蔬菜、熟食表面，标签内挥发性较大的苯就可能侵入食品中，食用后对人体有害。水果标签含苯，贴牌部分最好挖掉别吃。

根据不同的水果选择不同的洗法，无论在什么时候，当营养摄入与食品安全发生冲突时，我们还是要选择食品安全第一。如果你认为怎样洗都不干净时，那干脆去皮吃，毕竟健康最重要。

水果、果干、果脯，营养差别在哪

撰文/张利（国家二级公共营养师、高级配餐师）

果干、果脯，单从字义上不难看出，它们和水果是有着直接关系的，但从营养价值来说，是不能替代水果的，它们之间在营养上存在着区别。

三"果"大不同

多数新鲜水果含水分85%左右，是膳食中维生素（维生素C、胡萝卜素以及B族维生素）、矿物质（钾、镁、钙）和膳食纤维（纤维素、半纤维素和果胶）的重要来源，且营养丰富。从水果含有丰富的膳食纤维这一点来说，膳食纤维在肠道内可促进肠蠕动，尤其水果含较多的果胶，这种可溶性膳食纤维有降低胆固醇的作用，有利于预防动脉粥样硬化，还能与肠道中的有害物质铅结合，促使其排出体外。新鲜水果的这些优点，是果干、果脯无法比拟的。

果干是新鲜水果脱水而成的，水果被加工成果干后，水分流失严重，而各种维生素的流失，尤其是维生素C的流失，更是让其在营养层面上远远逊色于水果。如果得在新鲜水果和果干上做选择，我们要毫不犹豫地选择新鲜水果。

果脯一般选用水果果肉，经过糖渍而成，一般要65%的糖溶液，外观上晶莹剔透。因为糖液有防腐效果，所以一般不需要添加防腐剂，但是也有一些果脯糖的使用量降低，甜味剂的使用量增加，如此节约了成本但防腐效果降低，需要添加适量防腐剂来防腐。另外,为了让果脯更漂亮,厂家会添加一些色素。单看以上这些,它的营养价值就大打折扣了。果脯中几乎不含维生素C,更重要的是,因为其中含有的糖分较高,儿童、老人、肥胖者和糖尿病人应避免多食。

在水果、果干和果脯中,营养价值最高的是水果。除了新鲜水果所固有的营养特点外,水果储存期短的缺点,对人体来说也是优点,那就是水果还在新鲜阶段就被人们所享用,新鲜度是果干和果脯不能媲美的。所以,水果制品不能代替新鲜水果。

吃果干要限量

如遇出行不方便携带水果时,可以适量选择果干进行替代。果干在加工过程中,除了一些水分、水溶性维生素在加热时流失外,蛋白质、纤维素、矿物质等几乎是没有损失,而且口感要比新鲜水果甜,但这个甜不是因为添加了糖和甜味剂,而是因为水果经过脱水处理后,营养素和糖分都浓缩了的缘故,它的糖分更为密集。

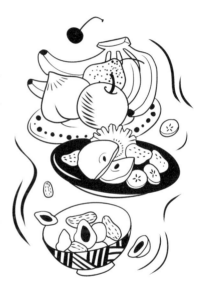

当然,吃果干有益健康,也要看吃多少了。因为果干毕竟是含糖量达70%左右的食物,热量很高,要严格限量。每天吃1至2次,每次一小把(15g左右)就行了,而且吃了它就要减掉几口主食,避免一日当中碳水化合物吃过量。假如实在想做甜食吃,就用少量果干来替代白糖增甜。比如说,自制酸奶的时候不加糖,而加点葡萄干;吃八宝粥不加糖,配点葡萄干;做点心时不加糖,直接加点红枣肉等,都不失为明智的做法。总而言之,水果、果干和果脯,其中的佼佼者一定是水果,口味决定选择,更决定着营养素摄入的多少。

奇异果和猕猴桃,你分得清楚吗

撰文/阚翊宁(国家高级公共营养师)

奇异果?猕猴桃?放在一起就好像是菠萝和凤梨、香蕉和芭蕉在一起一样,让大家不懂得如何区分。

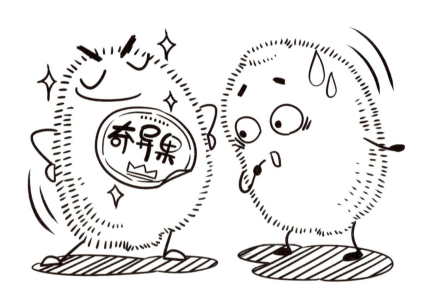

猕猴桃和奇异果的故事

猕猴桃原产于中国,它被古人采食的历史非常悠久,唐、宋等年代史书中均有记载。中国各地叫猕猴桃的植物有很多种,据植物学家调查,在全国分布的猕猴桃属的植物有 52 种以上，其中有不少种类都可以食用。现今水果市场上的猕猴桃主要是指中华猕猴桃。从目前中国猕猴桃种植面积及产量来看，以陕西为最，陕西眉县被誉为"猕猴桃之乡"。

而奇异果是经过漂洋过海后才被带上"海归"的光环，转回国内后便成为了进口水果，身价猛增。据传在 100 年前，一个新西兰女教师将猕猴桃的种子带回国，经过新西兰人民的培育，最终培育和发展成为今天的奇异果。

猕猴桃的外观

猕猴桃和奇异果在外形和色泽上极其相似，但是奇异果大小更为均匀，形状更为规则，表皮绒毛较为均匀，果实看起来美观精致。猕猴桃的果实相对来说会大一些，绒毛粗大，分布无规律，看起来外貌较为"粗枝大叶"。如果你是"外貌协会"的成员，可能奇异果比较适合你。

营养价值孰重孰轻

两类果实相比较，营养成分基本一致，都富含维生素C、镁、钾等营养物质。与其他水果不同的是，猕猴桃含有多种营养成分，大多数水果富含一两种营养成分，但是猕猴桃可提供叶酸、泛酸、钙、铁、维生素 B_6 及其他维生素、矿物质以及微量元素。相对而言，奇异果的营养成分的含量要比猕猴桃高一些。

口感和价格不一

奇异果在果实稍硬一些的时候食用，肉质较为细腻，口感较好，猕猴桃则恰恰相反。猕猴桃成熟初期肉质较硬，口感较为酸涩，等到熟透时再食用，口感、甜度等较好。奇异果历经层层变换，身价比猕猴桃要高一些，在选择的时候还是要根据自己的需要进行，毕竟自己需要的才是最合适的。

保健
科学营

吃什么能补脑

撰文/阮光锋（科信食品与营养信息交流中心业务部主任）

每个人都希望自己有过人的智商。从小，父母也会告诉我们吃什么食物能够补脑，比如吃鱼肉、吃核桃、吃动物脑……不过，这些补脑食物真的靠谱吗？真的存在能补脑的食物吗？

核桃补脑吗

经常有人告诉我们"多吃点核桃，核桃补脑，能变更聪明"。市场上还推出了各种核桃饮料，也都说可以补脑。那么，核桃真的可以补脑吗？

之所以说核桃补脑，在很大程度上是受以形补形传统思想的影响。你看，核桃看起来就像一个微型的脑子。不过，从现代营养学来看，核桃虽然含有有益大脑健康的多不饱和脂肪酸，但并不意味着它可以补脑。

核桃是一种坚果，它含有丰富的n-3脂肪酸，100g核桃中n-3脂肪酸的含量可高达9g。在一些研究中人们发现，常吃包括核桃在内的坚果，有利于延缓大脑的衰老，降低包括患中风等疾病的风险。但是，到现在为止，并没有直接的研究证据表明，吃了核桃之后，就能短期内提高人的智商。

况且，核桃虽然能满足大脑需要的很多营养，但这些营养并非核桃所独有，巴旦木、杏仁、榛子、腰果等常见的坚果也有。所以说，核桃并不能补脑。

吃鱼能让人更聪明吗

还有一种说法是多吃鱼肉、多喝鱼汤可以让人变聪明。是不是真的呢？

鱼肉中的确含有丰富的必需脂肪酸——n-3脂肪酸，名气最大的就是二十碳五烯酸（EPA）和二十二碳六烯酸（DHA）了。这两种氨基酸对神经系统和大脑的发育十分重要。研究发现，如果孕妇在怀孕期间或者婴幼儿在生长发育期间摄入的EPA和DHA不足，将可能导致大脑和神经系统发育障碍。所以，一般来说，人们应该每周吃2~3次水产品，包括鱼、虾、贝等，尤其是孕妇和婴幼儿。

不过，EPA和DHA对于成年人的大脑并没有什么影响。也就是说，成年人，即使你每天吃很多鱼也没用。

吃动物脑能补脑吗

还有吃猪脑、牛脑等动物脑能补脑的说法，是真的吗？

数据显示，100g猪脑中所含的维生素甚少，钙、铁、锌等微量元素也并不充裕，而饱和脂肪、胆固醇含量都不低，想要靠吃猪脑补脑，效果也是可想而知了。其他动物脑基本也一样。

有真正的补脑食物吗

那么，究竟怎么吃才补脑呢？有真正的补脑的食物吗？

其实，我们的大脑是一个复杂的中枢纽，它需要的营养物质并不是单一的，而是多种多样的。

首先，大脑主要是由蛋白质构成的，所以这个成分是不可缺少的。但是，人发育到一定程度之后，脑细胞数量就不可逆转地减少了，再多食物也无法挽回。

其次，我们的大脑特别喜欢葡萄糖。葡萄糖是大脑利用能量的最基本形式，有充足的葡萄糖，脑子运转起来才够灵光。

另外，磷脂和锌也会影响大脑，特别是缺锌会影响人的记忆力。但是，并非锌越多记忆力就越好，摄入太多会中毒。锌在牡蛎等水产品中含量比较丰富。磷脂是与记忆有关的神经递质乙酰胆碱的合成原料，在蛋黄、大豆中含量最为丰富。

大脑也需要维生素。维生素中最要紧的是维生素 B_1，因为它在人体中的储存量最小，几天不足就可能对工作效率有所影响。因此，适当吃些粗粮薯类、豆类来补充 B 族维生素是很有必要的。

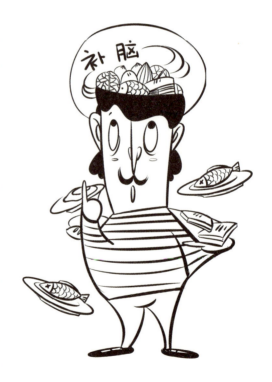

所以，我们的大脑需要的营养素其实是多种多样的，仅靠吃某种食物无法起到补脑的作用的。

而且，科学家还告诉人类一个残酷的事实：多数人的智力会在 20~30 岁左右达到顶峰，再想通过吃什么提高智商也只是一厢情愿。

究竟吃什么才补铁

撰文/许冰（国家二级公共营养师）
董策（国家二级公共营养师）

人群铁缺乏已成为全球三大微量营养元素缺乏之首。中国居民大约每两人就有一人缺铁，每四人就有一人患缺铁性贫血。缺铁易引起乏力易倦、头晕耳鸣、食欲减退、发育迟缓等问题，所以补铁也越来越受到国人的重视。有人为了补铁吃很多红枣、菠菜，有人为了补铁换锅，那么，这些做法的补铁效果究竟如何呢？

红枣补铁靠谱吗

俗话说："一日三颗枣，红颜不显老。"广被流传的红枣补铁，到底靠不靠谱？

红枣是枣类晒干以后的产物，是一种干性果子，无水后属于果制品，而非水果。虽然红枣的铁含量在水果中算是翘楚，但相对于猪肝每百克22.6mg的铁含量而言，红枣并无补铁优势。而且就铁的吸收率而言，红枣中的铁主要是以三价铁形式存在，属于非血红素铁的范畴。所以，在吸收利用这一环节，红枣"铁"打了个败仗。鲜枣有"维生素C丸"的称号，是因为其丰富的果酸和维生素C恰好能起到促进铁还原吸收的作用。但是，红枣在晒干过程中几乎将其中的维生素 C 损失殆尽,铁的吸收率也大大降低。

有人表示,既然吸收利用率低,那就多吃一点,这样铁吸收量应该就可以达标了。要知道,每 100g 红枣的平均含铁量为 2.3mg,取吸收率最高的数值 10% 计算,假设成年女性要满足一日 20mg 的需铁量,每日需吃的红枣数量为 Ag,则:A/100×2.3×10%=20,计算结果 A= 8 695g=8.695kg。在实际生活中,这么多红枣怎么吃得下呢?

菠菜是补铁圣品吗

不少人认为菠菜含铁量多,所以吃菠菜补血,可是菠菜真能补铁吗?

事实上,荠菜、豌豆苗等很多蔬菜都比菠菜含铁量高,菠菜跟猪肝更是没法比。而且人体对食入铁的吸收及利用,不取决于食物中铁的含量,而是取决于铁的存在形式。只要能在肠道中溶解的铁,才能供人体吸收利用。虽然菠菜中含有大量的铁,但它含有的草酸很容易与铁作用形成沉淀,使铁不

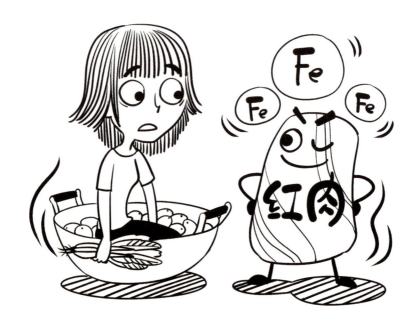

能在肠道中溶解被人体所利用，因此吃菠菜不仅不补铁，还会影响人体对铁的吸收利用。

铁锅炒菜能补铁吗

很多人听说用铁锅炒菜能补铁，这真的能行吗？

铁是我们人体必需的一种矿物质，它最主要的作用是合成血红蛋白。但铁也分很多种，铁制炊具中的铁是原子状态的"单质铁"，即使在烧菜过程中有极少部分的铁渗透到食物中形成无机铁，也很难被人体吸收。因为能被人体吸收的铁，是离子状态的"二价铁"，又叫血红素铁。再加上人体对铁的吸收又有差异，所以真正能通过铁锅炒菜来补铁的人非常少。另外，用铁锅烹调还会增加抗氧化物质的损失。

应该如何补铁呢

蔬菜、豆类、谷类、海藻、蛋、奶酪、贝类中的铁都属于不易吸收的非血红素铁，此类食物配合富含维生素C的食物一起食用，可以在一定程度上帮助铁的吸收。但和蔬菜相比，因为含有丰富的血红素铁，红肉中的铁非常容易被人体吸收。血红素铁不受肠道中干扰因素的影响，吸收率比较高，约为20%～25%。所以，与其希望通过铁锅来补铁，不如适量地摄入这些肉类。

"过午不食"适合现代人吗

撰文/李萍（国家一级公共营养师）

网上谣传"过午不食"，不吃晚饭对人体健康有益，饥饿可促使吞噬细胞清理体内垃圾。事实上，人体饥饿时，细胞也处于一种"萎缩"状态，没有能力去吞噬有害细胞，反而会受到损害。

"过午不食"其实是古代佛陀为出家人制定的戒律，在律部中正确的说法叫"不非时食"，也就是说不能在规定许可以外的时间吃东西。据了解，所谓"午"就是中午11点到13点。

那么古代意义上的"过午不食"适合现代人吗？古代人天一黑就休息，而现代人大多工作、学习到很晚。所以在现有的生活习惯下模仿古人，简单地把晚餐从三餐中去掉，身体只会越来越差。

不吃晚饭危害多

"过午不食"对健康有什么不好的影响呢？

1. 伤肠胃

不吃晚饭，胃酸会伤害、腐蚀胃黏膜，对养胃不利，时间长了会增加胃溃疡、胃炎发病的风险。

2. 影响睡眠

到了晚上，午餐摄入的食物已消化吸收，饥肠辘辘。如果坚持不吃晚饭，晚上可能会饿得睡不着觉，身体得不到正常休息。长此以往容易导致精神状态不佳，甚至免疫力低下，疾病也会乘虚而入。

3. 更容易发胖

晚上不吃饭，身体需要的能量得不到满足，人体会选择将新陈代谢放慢，减少能量的损耗，而不是通过复杂的生化反应，把身体里的脂肪转化成能量。因为肌肉消耗能量快，身体就会牺牲肌肉，保留脂肪。肌肉减少，基础代谢就会减慢，最后形成恶性循环，即使你和以前吃同样多的食物，身体也会优先储存脂肪，而不是转化成能量消耗掉，所以会比以前更胖。

4. 营养素缺乏

对于大部分现代人来说，不吃早餐或早餐单一，中午在单位或学校也很少能做到食物多样、营养均衡，所以晚餐反倒会是营养最为丰富的一餐。如果没有改善早餐和午餐，又不吃晚餐，就会带来一些营养素的缺失，进而引起身体不适等一系列连锁反应。

晚餐最好这么吃

既然不吃晚餐会给我们的身体带来这么大的影响，那么，晚餐怎样吃才健康呢？

1. 清淡为主，荤素兼顾

晚上人们的活动量低，能量消耗少，因此食物以清淡为主，主食以杂粮杂豆、薯类等优先；尽量选择豆制品作为优质蛋白质的补充，即使食用肉类也最好选择鱼虾类、禽类等，而且一定要控制量；至于蔬果类，蔬菜以含纤维和矿物质多的绿叶菜、十字花科为好，少选含淀粉高的蔬菜，水果不要选择糖分高的。

2. 少油炸，多蒸煮

晚餐的烹调宜多以蒸、煮、炖、凉拌的方式，煎、炸、甜、咸的食物最好不吃，或尽量少吃。

3. 用餐时间不宜晚

晚餐时间不宜超过晚上 7 点，因为胃的排空时间是 4 小时左右，这样在晚上睡觉前，胃里的食物基本消化完毕，能使胃得到充足的休息。

4. 七八分饱保健康

俗话说"七八分饱保健康"，是有一定道理的。一是，过饱容易造成能量过剩，引起肥胖；二是，造成胃、肝、胰腺等消化器官在睡眠时还要工作，加重负担，久而久之，影响身体健康。

如果有人一定要坚持"过午不食"，建议做一下改良。首先，早餐要丰富，有荤有素；其次，午餐不能马虎，还可以在下午吃点水果、喝点牛奶或酸奶。非常重要的一点是，一定要早睡，才不至于饿得睡不着觉。

只要我们做到每天摄入的能量不过量，早、中、晚三餐基本按 3:4:3 的比例合理分配，提高早餐质量、午餐不马虎、晚餐不过量，就不需要"过午不食"了。

煲汤越久越营养吗

撰文/Miko（黄妧婷，广东省营养学会高级营养师、慢病调理师）

有人说"无汤不成宴"，有人说"饭前一口汤，胜过良药方"，还有人说"吃饭喝汤，越喝越胖"，汤的重要性可见一斑。平常我们吃饭的时候都会为自己准备几个菜一个汤，免得一桌子干干的食物难以下咽。但是，在煲汤的时候你是否处理正确了呢？如果煲汤时太早放调料，或是用大火煲汤，这样的行为都会破坏食材的营养价值。关于煲汤的一些误区，没准你全部都中招了。

误区一：时间越长营养越高

在煲汤时，因为"热力破壁"的原理，食材的部分营养物质，如氨基酸、嘌呤等含氮化合物和油脂，会溶解到汤里，提供了汤的独特香味和基本营养。而随着炖煮时间的拉长，虽然总氮增加，但可溶性维生素的损耗也会增加，总体的营养价值呈现递减。因此，"煲汤越久，营养越好"的说法并不科学。

误区二：只喝汤不吃肉

煲汤时，因为肉本身的水分流失，且香味物质溶解到汤中，所以"汤渣肉"

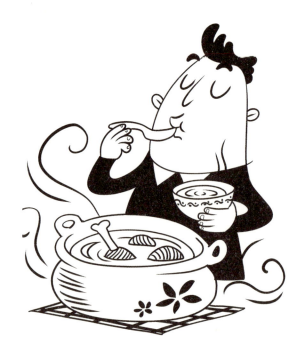

常常因为嚼之无味而被当成糟粕丢弃。实际上，肉中的蛋白质只有一小部分会溶到汤里，即使长时间炖煮，溶解的蛋白质也不过占总量的 10% 左右，剩余的营养物质都在被舍弃的"汤渣肉"中。

但是，汤中的另一种营养物质倒是不比肉逊色，那就是油脂，因为煲汤时大量的油脂会转移到汤中。当然，除非想要快速增重，不然也不会因为汤中的油脂丰富，而选择喝汤弃肉吧？

误区三：喝鸡汤能补充蛋白质

鸡汤被冠以"补身子"的功效，最早是源于清朝年间。慈禧曾因身体虚弱，喝鸡汤几日后痊愈，因而鸡汤的滋补功效逐渐传开。

因为鸡汤的营养物质溶在汤里，容易吸收，而肉类的营养则需要肠胃经过蠕动、分解后才能吸收，所以在一定程度上，鸡汤为身体虚弱的人减轻了肠胃负担。

然而，正如误区二提到的，鸡汤中的蛋白质含量并不高，而脂肪和盐分倒不少。因此对于消化功能正常的人来说，以鸡汤补充蛋白质的"性价比"远低于脱脂奶、豆腐一类。每 100mL 脱脂奶的蛋白质约为等量鸡汤的 3 倍，钙含量为鸡汤的 5 倍，差距明显。

误区四：饭前先喝两碗汤

实验证明，饭前 20～30 分钟喝汤 100～200mL，有助于减少正餐的能量摄入，这对于想要减肥的人群而言可谓福音。然而，一次性喝两碗汤，却不是明智的选择。

一方面，对于肠胃消化不好的人来说，饭前大量喝汤容易稀释胃酸，让肠胃蠕动更加缓慢。另一方面，喝汤量过多容易造成油脂和盐分摄入超标，进而引发水肿、高血压和神经损伤等疾病。每 100mL 汤所含盐分为 0.5～1g，对比中国居民每日推荐盐摄入量 6g，喝太多汤就有可能超标，可见限量喝汤的必要性。

说了这么多，总结一句话：喝汤又吃肉，切勿煲太久，喝汤去浮油，一碗已足够。希望大家牢记这个定律，并将喝汤的正确方法传递给身边的人。

你知道的补钙知识都靠得住吗

撰文/杨振华（国家一级公共营养师、国家一级健康管理师）

钙是人体骨骼、牙齿的重要组成成分，关于补钙，很多人都自信一定能够科学补钙。但是，你知道的补钙知识都靠得住吗？

营养补充品补钙效果最好吗

说起补钙，各种含钙的膳食补充剂成为最热门的选择。确实，虽然我们可以通过牛奶、虾皮、芝麻酱和绿叶蔬菜等含钙丰富的食材来补钙，但是对于膳食搭配不均衡的人来说，每天钙的摄入量还是过低，远远达不到中国营养学会推荐的每天800mg的标准，所以才有了各种各样的膳食补充剂。

身体对于钙的吸收是由年龄的变化、身体的缺乏程度、身体促进以及抑制钙吸收的因素等共同决定的。含钙高、剂量大的营养补充食品，也受到这些因素的影响，所以千万不要迷信那些营养补充食品的宣传。每天合理搭配饮食，提高从食物中摄入钙的量，才是值得推荐的补钙方式。

一次性补足钙疗效最好吗

因为中国人的钙摄入量普遍不足，所以补钙是一项必须长期坚持的工作。

日常生活中通过食物搭配摄入充足的钙，是每个人都需要做的工作。当然，现在也有临床使用静推或者静脉滴注的方式补钙。

身体状况以及钙缺乏程度的不同，钙的吸收也是不同的。如果机体缺钙症状不严重，或者仅作为日常补充，建议通过搭配饮食的方式，多吃一些含钙丰富的食物。但是如果身体严重缺乏，或者已经出现严重的钙缺乏病，那就需要咨询临床医生，需要医生根据情况对症下药。

补钙就是补充维生素 D 吗

钙和维生素 D 是一对好兄弟，维生素 D 可以促进钙的吸收，但并不等于说缺钙仅靠补充维生素 D 就可以解决。

钙一般通过食物膳食来补充。富含钙的食物很多，比如牛奶、芝麻酱、绿叶蔬菜等，但是维生素 D 通过食物补充的量非常少，其主要来源是在阳光照射下形成 7- 脱氢胆固醇，并在肝脏和肾脏经过两次羟化，这样才能形成维生素 D 发挥作用的活性形式。

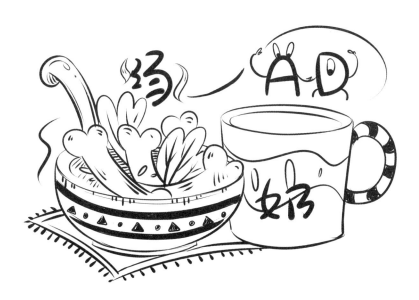

所以，补钙很重要，但是户外运动合成维生素D也很重要，二者都有，才能增加身体对钙的吸收和利用。

每天一杯牛奶就能满足需求吗

众所周知，牛奶是营养界推荐的补钙好食物。因为牛奶里含有适量的维生素D、乳糖以及蛋白质，这些牛奶中天然存在的营养物质和钙形成了最容易吸收的比例，所以虽然100mL牛奶中只有大约100mg的钙，但是吸收率很高，所以推荐大家通过每天喝牛奶的方式来补充钙。

按照中国居民膳食宝塔的推荐，中国人每天喝奶300mL，大概能摄入300mg的钙。而一个成人每天钙的推荐量是800mg，加上《中国居民膳食指南》中建议我们每天吃的100g豆类或豆制品、500g的蔬菜以及其他食物，基本可以满足每天钙的推荐摄入量。但需要注意的是，中国人每天的平均钙摄入量仍达不到推荐量，这与我们平时的膳食搭配是有很大关系的。

常喝骨头汤就不会缺钙吗

喝骨头汤是很多人用来补钙的常用方法，尤其是骨头汤长时间熬制以后，汤变得浓稠并且很白，看似钙都溶出来了。但实际上用这种办法补钙其实并不靠谱。

喝骨头汤补钙的说法来源于骨头的钙在一定情况下是可以溶出的，所以人们在血钙水平比较低的时候喝骨头汤来维持血钙水平的稳定。但这种变化是在动物活体的时候才会出现的，动物死亡之后，骨钙便很难溶解，即使加醋，能溶出的钙也极其有限。

看来合理搭配膳食，进行适当的户外运动才能有效补钙。你的补钙知识及时更新了吗？

怎么理解"食不过量"

撰文/陈云凤(国家二级公共营养师)

人体的进食量通常受食欲控制,而食欲又受遗传、食物成分、身体活动水平等多种因素的影响。民间素有"食不过量"的说法,是指每天摄入的各种食物所提供的能量不超过人体所需要的能量。

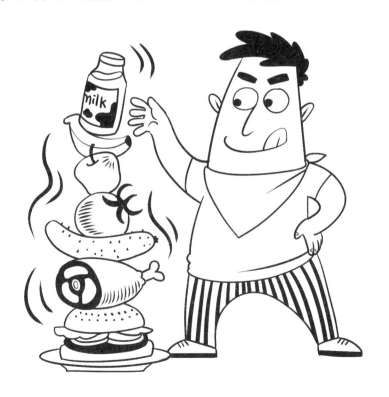

食不过量的两个层面

第一个层面,食欲可以有效地控制进食量,保持健康体重时,食不过量是指要吃饱而不吃撑。第二个层面,有些人不能有效控制进食量,满足其食欲的进食量远大于实际需要量,造成能量过多摄入导致脂肪堆积,易引起体重增长。此时,食不过量是指要限制进食量,最好跟平时的进食量保持一致。

成年人每日的食物比例要力求均衡

成年男性每日所需能量是2250kcal(平均水平),分配到每日各类食物为:谷类及薯类300g;蔬菜400g;水果300g;肉、禽和鱼虾150g;蛋类50g;豆和豆制品40g;奶和奶制品300g;油25g。

成年女性每日所需能量是1800kcal(平均水平),分配到每日各类食物为:谷类及薯类250g;蔬菜300g;水果200g;肉、禽和鱼虾100g;蛋类25g;豆和豆制品40g;奶和奶制品300g;油25g。

以上数据是按照成年人轻体力劳动的平均值计算的结果。针对每个具体的个体来讲,由于自身生理条件和日常生活的工作量不同,比如每个人体重和身高不同,工作量也不同,能量的需求量就不同,所需的食物量也会有所差异。所以每个人可根据自身情况适当调整饮食摄入量,但在食物比例上要力求均衡。

细菌能防止你的美食腐败吗

撰文/李虓（发酵工程硕士，酒类、食品类研究者，酿酒师，科普作家）

对于美食而言，最大的荣幸是被吃掉，而最大的不幸是被腐败。

众所周知，自带无形"热浪"的夏天，是最容易加速美食腐败的季节，原因是30～40℃的气温加剧了生活环境中微生物的生长和繁殖，许多美食，人们还没来得及品味，微生物就已经大快朵颐起来，这就导致食物腐败。

但食物的腐败并不能完全归咎于微生物，因为，还有一类微生物正肩负着捍卫美食的重任，微生物对抗微生物，这场美食里的"细菌战"，我们不妨来一探究竟。

肉类为何易腐败

所谓"无竹令人俗，无肉使人瘦，不俗又不瘦，竹笋焖猪肉"，自古以来，肉类是美食中的重要载体，但也因为其营养物质丰富，水分环境较为适宜微生物生长，成为微生物腐败的重点对象。据报道，全世界每年因各类肉制品腐败变质而产生的经济损失高达数十亿美元，肉类中的"细菌战"值得我们研究。

在肉类中，能够引起腐败致病的微生物很多，诸如单增李斯特菌、大肠杆菌、弯曲杆菌、耶尔森菌属及副溶血性弧菌、链球菌属、假单胞菌属等，其中不少微生物还属于耐热性病原菌，普通的加热方法并不能将它们完全杀死，因此一旦其受到这些微生物的污染，肉制品就极易腐败变质。

肉类腐败变质自然会对人体的健康产生极大的影响，一些致病菌，如沙门氏菌、大肠杆菌和单增李斯特菌等可以沿食物链传播，成为人类疾病的来源。美国的"单增李斯特菌食物中毒"、欧洲的"口蹄疫""疯牛病"等均是由病原微生物引起的食源性疾病，从而导致食物中毒，威胁人们的生命安全。

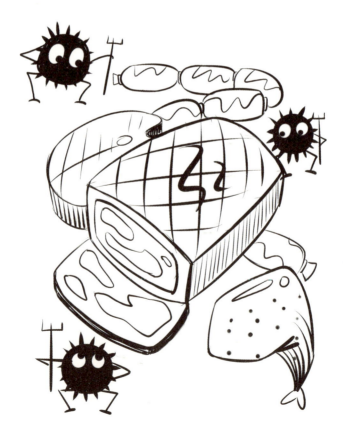

拮抗作用抗腐败

自然界中总是一物降一物，有一些微生物能够对抗这些引起肉类变质的微生物，从而保证肉类的健康安全。有的人可能会有疑问，难道微生物也会有"本是同根生，相煎何太急"的情况？答案是肯定的，因为竞争在自然界中是无所不在的，这种微生物之间的"竞争"被称为拮抗作用。

有益微生物之所以能有肉类保鲜的作用，主要是因为其可以延缓腐败细菌的生长，以及抑制和减少病原体的生长。具体过程可以理解为，有益微生物在肉类的贮藏条件下能够更好地生长，从而更多地消耗氧气或者易发酵营养物质，让腐败微生物的生长受到抑制。此外，有的有益微生物还能够产生抗菌肽或者有抑菌活性的物质，如有机酸、二氧化碳、乙醇及过氧化氢等，对腐败微生物的生长和繁殖进行打压。

在生活中，我们接触较多的冷鲜肉，就可以用这种微生物拮抗的方式达到延长保存时间的效果。所谓冷鲜肉，是指牲畜宰后胴体温度在 24 小时内迅速降低至 0～4 ℃，并且在后续的加工、流通和销售过程中始终保持该温度的生鲜肉，也称冷却肉、排酸肉。在 4 ℃条件下贮藏时，一些嗜冷菌，如单核细胞增生李斯特菌和假单胞菌属等会引起冷鲜肉发生腐败。有关学者利用弯曲乳杆菌和乳酸片球菌，通过微生物拮抗作用的原理，将冷鲜肉在 4 ℃条件下保存了 6 周之久。

相比于烟熏、添加防腐剂等保存肉类的方法，这种以微生物对抗微生物的方式，有更广阔的应用前景，因为它无毒、无害、高效、天然。

致癌食物知多少

撰文/范志红（中国科协首席科学传播专家、中国营养学会理事、中国农业大学食品科学博士）

隶属于世界卫生组织（WHO）的国际癌症研究机构（IARC）曾正式发布了这样一条消息：加工肉制品属于致癌食物。除了加工肉制品，还有什么食物含有类似的致癌物？有什么方式可以让我们既能享受肉类美食，又能尽量远离癌症呢？该怎么健康地吃？你有必要了解一下这些内容。

致癌食物有不少

除了加工肉制品，含有亚硝胺这类致癌物的食物有不少，其中包括已经上了A类致癌食物榜的咸鱼，还有日常人们喜欢吃的鱼片干、鱿鱼丝、海米、虾皮等。凡是富含蛋白质的食物，做成腌制品、干制品之后都有产生亚硝胺类物质的危险。如果保存不当，这些海产干货腥味明显，说明蛋白质分解较多，胺类物质"资源丰富"，而这些水产品中本身含有硝酸盐和亚硝酸盐，与胺类结合之后，就会产生更多的亚硝胺类物质。

所以这些食物不可以吃太多，特别是不能放任小孩子多吃鱼片干、鱿鱼丝之类的食物。购买海产干制品要选择腥味小、干燥状况好的，买回家之后最好密封冷藏保存，以延缓细菌对蛋白质的分解作用。中国对食品的亚硝胺类物质残留标准是：肉类制品的 N- 二甲基亚硝胺残留量不应超过 3.0μg/kg，而水产品不应超过 4.0μg/kg（GB 2762—2012）。

远离肠癌有窍门

和不常吃加工肉制品的人相比，常吃它们的人，有更大的机会患上癌症，特别是肠癌。肠癌是一个可预防的疾病。要想远离肠癌，除了少吃上述食物外，日常还应当作到以下几点。

1. 主食多吃杂粮

比如黑米、全麦、燕麦、大麦、荞麦、小米、红小豆、绿豆、芸豆、豇豆、甘薯（红薯、地瓜）、山药、芋头、土豆等，这些食物的膳食纤维含量远远高于白米白面，对预防肠癌很有帮助，它们可以占到主食的一半。

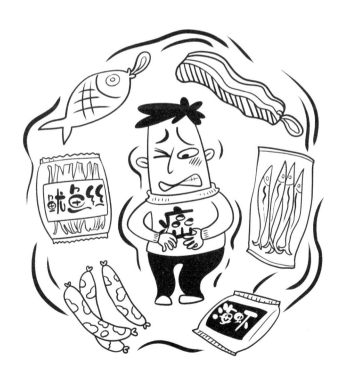

2. 多吃绿叶蔬菜

耐嚼的蔬菜都富含膳食纤维，不仅限于芹菜，比如空心菜、西蓝花、芥蓝、竹笋、毛豆等多种蔬菜的膳食纤维含量都很高。绿叶蔬菜还有一个防癌的额外好处：有动物和人体实验研究证明，绿叶蔬菜中所富含的叶绿素能够减少黄曲霉毒素等致癌物的致癌作用。蔬果中的多种植物化学物和抗氧化物质也有利于预防癌症。所以，中国居民膳食宝塔提倡每天要吃300～500g蔬菜，其中有一半深色蔬菜，非常有利于预防癌症。若能响应这个提倡，同时还有利于预防高血压、糖尿病等多种慢性病，何乐而不为呢？

3. 降低烹调温度

120℃以上的高温加热会产生多种可能致癌物和确定致癌物，如富含蛋白质的食物在200℃以上加热会产生杂环胺类致癌物；富含脂肪的食物在接近300℃时会产生大量苯并芘；含淀粉、糖和蛋白质的食物在120～180℃之间会产生较多丙烯酰胺。相比而言，熏烤煎炸和深度烤制都难免产生这些物质，而炖煮、蒸制则不产生有害物质。即便用压力锅烹调也不会超过120℃，因此是相对安全的。

酵素真有传说中那么神吗

撰文/胡海云（国家一级公共营养师）

近年来，随着人们健康意识的不断提高，各种声称与营养健康相关的功能性产品应运而生，有一种号称具有减肥、排毒、延年益寿等功能的"水果酵素"，让许多爱美人士竞相追捧。然而，"水果酵素"真的有这么神奇的功效吗？

什么是酵素

想找到这个问题的答案，首先要了解什么是酵素。酵素的英文是Enzyme，中文称为"酶"，而在日文中被译为"酵素"。酶是一种生物催化剂，在人体中有数千种之多，参与人体的新陈代谢、营养和能量转换等过程，与生命过程关系密切的反应大多是酶催化反应。

从名字上来说，酵素与酶是同一种物质，但通常能够在身体里起到催化作用的酶是人体自身合成的，而被人们追捧的具有神奇功能的"自制水果酵素"，是通过将水果洗净切片、加糖，密封存放于容器中，自然发酵制作出来的一种液体。如果将水果换成蔬菜，减糖加盐，就是泡菜的制作过程了。所以说制作水果酵素与制作酸菜、泡菜、葡萄酒没有什么本质上的差别，只不过是水果释放的和添加的糖、乳酸菌产生的乳酸或是酵母产生的酒精、氨基酸、维生素等代谢产物,再加上大量乳酸菌或酵母菌的菌体组成的混合物。

水果酵素真有那么神吗

自制的水果酵素味道酸甜。甜味来自加入的糖以及水果自身释放出的糖,而酸味,是乳酸菌发酵产生的乳酸,在乳酸菌发酵过程中,还会产生有害物质——亚硝酸盐。另外,水果中的果胶经过微生物发酵会产生甲醇,所以还会有酒的味道。

水果在发酵后即便有酶产生,但绝大多数酶的成分是蛋白质,少数是核酸,蛋白质进入人体,经过消化道在蛋白酶的作用下,进行分解吸收重组,同时绝大多数酶在胃里都会变性失活,无法参与催化反应。

水果酵素的制作方法通常有两种:加水和不加水。加水的方法是糖、水

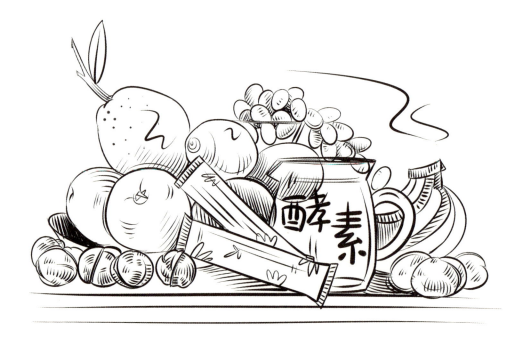

果、水以 1:3:10 的比例制作，不加水是以糖、水果按 1:1 的比例制作的。通常其含糖量在 10% 以上，喝这种饮品来减肥，往往会摄入过量的糖，实在不是明智之举。

自然发酵的过程，是一个复杂的微生物生理和代谢过程，水果表面的微生物不仅有发酵需要的酵母菌或乳酸菌，还有可以产生具有毒性的其他菌种。所以发酵之后产生的物质类型也较为多样，存在着一定的安全隐患。

酵素完全一无是处吗

有些与酵素相关的产品，如果不考虑安全问题，也并非一无是处，因为食材经过发酵后，有一些营养物质变得更容易被人体吸收，或者通过发酵反应也许可以新生成某些对健康有益的物质。但是食用通过水果发酵产生的酵素对人体产生的作用，绝对不会比食用发酵前的新鲜水果好。

水果酵素本质上就是一种自然发酵制品，无论从原理还是实际成分来说，都无法达到传说中的神奇功效。同时，由于自然发酵不易控制，容易造成杂菌污染产生毒素，以及生成其他有害物质。饮用这样的水果酵素，不但没有效果，反而会增加致病风险。食用新鲜水果才是从水果中获得有益成分的最直接有效的方式。想要苗条的身材和健康的身体，还是得依靠健康的生活方式，合理搭配饮食、适量运动才是最靠谱的！

"粗茶淡饭"好处多

撰文/张利（国家二级公共营养师、高级配餐师）

由于人们健康意识的改变，粗茶淡饭又被重新摆上了餐桌。杂粮，包括富含淀粉的杂豆和各种薯类。粗粮也称全谷，是完整的含淀粉的植物种子，它们没有经过精制加工，种在地里能够发芽成苗。我们平时所说的粗粮主要包括：糙米、高粱、小米、荞麦、大麦、燕麦、黑麦、全麦以及小黄米等，正是这类全谷类食物，使我们的主食种类悄悄发生着变化。

谷物为什么有营养

大家都知道谷粒由外往里分为谷皮、糊粉层、谷胚和胚乳。最外层的谷皮由纤维素和半纤维素组成，其中还含有矿物质；糊粉层紧靠着谷皮，含有蛋白质和B族维生素；谷胚是谷粒发芽的地方，含有丰富的B族维生素和维生素E，而且还含有脂肪、蛋白质、碳水化合物和矿物质；胚乳是谷粒的中心部分，主要成分是淀粉和少量蛋白质。如果我们吃的谷物没有经过精制加工，所摄取的营养成分就是如此丰富。而我们平时所吃的精米精面，经过加工后就破坏了谷类中原有的营养成分，如会引起维生素和矿物质的缺乏，尤其是维生素B_1的缺乏会导致"脚气病"。

粗细搭配是妙招

粗粮和杂粮是不一样的,咱们先来说一说杂粮的特点。杂粮是富含淀粉的杂豆和各种薯类,大家都知道薯类中富含膳食纤维,具有细菌发酵的作用,促进肠蠕动,因此对于便秘的人群来说,每天食用一定量的薯类有助于排便。

本着食物多样、粗细搭配的膳食原则,我们完全可以把粗粮、杂粮、细粮掺杂起来食用,粗杂粮中含有丰富的膳食纤维,可以防止能量过剩和肥胖。膳食纤维具有很强的吸水能力,可增加胃内容物容积而增加饱腹感,从而减少摄入的食物和能量。比如,在炎炎夏日里,熬制一碗杂粮粥是一份不错的减肥食谱。再者,我们在蒸米饭时放入杂粮,如少许杂豆,谷豆结合可以提高蛋白质的吸收利用率,堪称"绝配"。

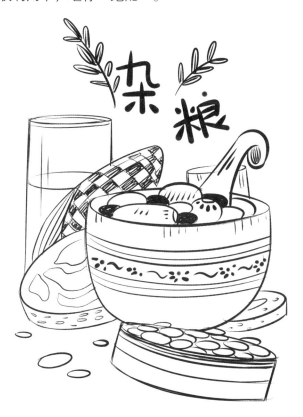

吃粗杂粮益处多

粗杂粮对人体的诸多益处，源于它所含的营养成分，比如表皮红色、紫色、黑色的杂粮是花青素的好来源，而黄色的全谷杂粮含有胡萝卜素，大麦和燕麦中还含有 β - 葡聚糖，这些物质有利于预防癌症、冠心病，有助于控制餐后血糖和血胆固醇，延缓眼睛的衰老等。另外，粗杂粮因为膳食纤维丰富可利于降低膳食中胆固醇的利用率，避免雌激素等固醇类激素水平过高，帮助维持激素水平平衡，这对于乳腺有问题的女性来说，是一种好食材。

科学食用是前提

当然，再好的食物，我们也要遵循食不过量的原则，每天适当摄取才利于身体健康。而且，并不是所有的人群都适合多吃粗杂粮。比如腹泻者，因为粗杂粮中富含膳食纤维，吃多了会加快大肠蠕动，加重病情。病重的人消化系统虚弱、老人的消化功能减退、孩子的消化功能尚未完善，吃粗粮会给肠胃造成很大的负担，若要食用，建议熬成糊状。还有一点要注意的是，有人长期吃细粮，突然大量摄入粗粮，会引起消化不良。如果想改变饮食习惯，就要从少到多让肠胃逐步适应。

可见，食用粗杂粮并非多多益善，每天该吃多少粗粮因人而异。人体是一个平衡系统，粗粮和细粮要合理搭配、讲究平衡。

> 喝的
> 学问班

啤酒颜色越深越有营养吗

撰文/李虓（发酵工程专业硕士，酒类、食品类研究者，酿酒师，科普作家）

常喝啤酒的人或许会注意到，在啤酒的世界里，啤酒的颜色就像人们的肤色，从浅到深，由白到黑，变化繁多。黑啤酒、白啤酒、黄啤酒，这些啤酒的颜色是怎么来的？人们常说，啤酒的颜色越深，越有营养，真的是这样吗？

对于一款啤酒而言，啤酒的颜色的确是评定啤酒质量的主要指标之一。而色度的高低，也是区别啤酒分类的重要标志。根据啤酒的颜色，我们可以将啤酒分为淡色啤酒、浓色啤酒和黑色啤酒等类型。

啤酒的颜色是怎么来的

这其实是因为在酿造过程中添加了不同类型的麦芽所导致的。比如，人们所钟情的黑啤酒，就是由于添加了大量焙烤过的深色麦芽，才让酒体呈现如此之黑的颜色。以某著名品牌黑啤为例，它的颜色堪比酱油，要不是啤酒中的气泡强劲，真的会让人误以为是酱油呢。

为何要添加烘焙麦芽

众所周知,啤酒的酿造需要好的水源,但是各个地区的水质是不同的,所含矿物质不同,呈现出的硬度和酸度也不同。爱尔兰地区的水质相对较硬,要想酿造出好的啤酒,就需要采用特殊的手段,所以勤劳的爱尔兰人民,在实践中发现在麦芽汁中添加部分焙烤过的深色麦芽可以酿造出好的啤酒。从此,代代流传,黑啤就成为爱尔兰地区的特色啤酒之一。

水质越硬的地方就需要越多的烘焙麦芽,水质软的地方就不能使用任何烘焙麦芽。再有,烘焙麦芽的颜色,由于烘焙程度的不同,从浅棕色到炭黑色都有,所以根据麦芽烘焙的程度和使用量的多少,每个地区的啤酒就呈现出了特有的颜色。

从上面的解释可以得出这样一个结论:啤酒颜色的深浅是因为添加烘焙麦芽的缘故,不能以啤酒颜色的深浅来论断啤酒营养价值的高低。

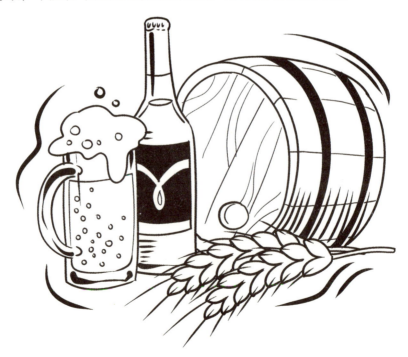

白啤酒为什么"贵"

所谓白啤酒，它的"白"表现在啤酒颜色呈黄白色，且因含有大量酵母而呈雾状微浊的状态。白啤酒是德国的巴伐利亚自由州最经典、最具特色的啤酒类型。

酒体颜色虽然很浅，但是却拥有很高的营养价值，这其中的原因有两点：第一，白啤酒以小麦为主要原料，对于大麦而言，小麦的蛋白质、碳水化合物等营养成分含量更高。第二，通过酵母菌和乳酸菌共同发酵而来。也正因为小麦与酵母菌、乳酸菌的合力作用，让白啤酒的风味也具有极为出色的表现，它的香气时常被人们描述为丁香花、香蕉，甚至是泡泡糖的味道；而在口感上，白啤酒的微酸、爽口的感觉也给人留下很深刻的印象。

如果你打算饮用白啤酒，建议在开瓶之前先低温存放一下，这样可以避免泡沫的损失。要知道，白啤酒的起泡性相当优越，奶油般的细腻泡沫一定不会让你的感官失望。

现在你知道下次喝啤酒该选什么颜色了吧？如果你还不知道，那就各种颜色都尝尝，总能找到自己最喜欢的。但不管有多喜欢，饮酒还是要注意控制量，千万不能贪杯。

什么时候喝酸奶最好

撰文/思坤（国家二级公共营养师、国家高级心理咨询师、高级食品质检员）

你认为酸奶什么时候喝最好？早上还是晚上？饭前还是饭后？市场上的酸奶种类很多，有老酸奶、风味酸奶、带果粒的、加燕麦的……让人目不暇接，要怎么选？

新品种酸奶如何选择

市场上出现的诸如燕麦酸奶、麦芽酸奶、香蕉酸奶等一些"新品种"酸奶，它们究竟好在哪里？燕麦、麦芽是粗粮，多吃这类食物可以有效降低体内的胆固醇含量，对"三高"有显著的预防作用，还可以缓解现代人的生活、工作压力，预防骨质疏松、缓解便秘。香蕉、蓝莓都属于老少皆宜的水果，因其富含维生素和矿物质，可以清热润肺、增强免疫力，具有很强的抗氧化能力而深受大家喜爱。这些食品和酸奶结合可谓是强强联手，而这些也只是现在市场上新品种配方酸奶中比较有代表意义的几种。

早上喝还是晚上喝

对于什么时候饮用酸奶这个问题，有很多见解。其实原理是这样的，酸奶早上喝或是晚上喝都可以，只是起到的作用不一样而已。早晨饮用可以为身体补充充足的能量；晚上饮用可以更好地促进钙的吸收，还有促进睡眠的作用。

而新品种的谷物酸奶和水果酸奶相比，水果酸奶更适合作为早食酸奶，其优质的蛋白质和水果中丰富的维生素、矿物质结合，可以为一上午的工作和学习提供充足的能量，还可以避免因工作繁忙而没有时间吃水果的困扰。

晚上喝谷物粗粮类的酸奶也有相应的好处。当酸奶和粗粮谷物碰到一块儿的时候，能够有效地起到降血脂、降血压的作用，还可以促进消化、预防便秘，对肥胖、高血压等一些慢性疾病有很好的作用，尤其对于家中的中老年人而言，能够有效地改善睡眠、缓解便秘。

早食酸奶和晚食酸奶相比，可以说是平分秋色，在不同的时间段起到不同的作用。早晚各一杯酸奶，让每一天都充满活力。

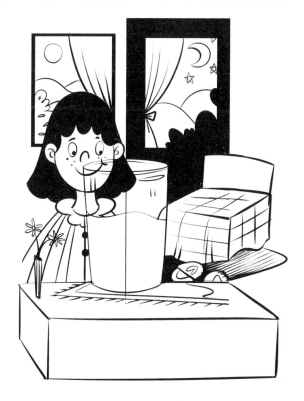

买酸奶要注意哪些问题

酸奶尽量购买原味的，避免冒充新鲜食材的各类添加剂成分；一般的酸奶保质期都在 21 天左右，购买酸奶宜挑最接近出厂日期的，因为时间越长，有益菌群消失得越多。尽量选择大厂家生产的酸奶，因为相比一些小作坊而言，大厂家的酸奶经过的审核认证也会更多一些，更让人放心。

要特别注意识别配料表，乳饮料并不是酸奶。不少"乳饮料"打着酸奶的旗号贩卖，但实际上却是用牛奶（奶粉）、糖、香料和防腐剂等各种添加剂加工配制而成。

酸奶当中，"菌群"至关重要，酸奶和牛奶的区别除了将乳糖发酵之外，最大的优点就是其中的有益菌群。建议大家购买酸奶的时候一定要注意配料表中的"菌种"，如果没有菌种显示，那这样的酸奶肯定就是假冒伪劣产品了。一般情况下，标签上会有"嗜热链球菌""保加利亚乳杆菌"等字样。

酸奶喝得越多越好吗

身体每天吸收酸奶是有一定量的，喝多了就不再吸收了，反而造成浪费；而且饮用过多可能还会造成腹泻和肥胖。中国居民膳食宝塔当中建议每天应摄入相当于鲜奶 300g 的奶类及奶制品，建议普通健康的人每天除去喝牛奶以外，最少喝 150～200mL 的酸奶；如果家里有乳糖不耐症的成员，建议每天至少喝 300mL；建议饮用量每天不要超过 500mL。

酸奶，早喝晚喝都很好，只是功效大不同，学会选择，每天适量。酸奶，今天你喝了吗？

喝茶能消脂减肥吗

撰文/刘萍萍（国家高级公共营养师、健康管理师）

每逢过节难免大鱼大肉，相信不少人都尝试过饭后喝杯茶消脂解腻。对于各种各样的茶，它们有什么营养价值？你都了解吗？

茶种类多样

人们将茶按照各种方式进行了分类，如按制作过程中的发酵程度，将茶分为：不发酵茶（绿茶）、轻发酵茶（白茶、黄茶）、半发酵茶（铁观音、武夷岩茶、台湾乌龙等）、全发酵茶（红茶）和后发酵茶（普洱茶及各种砖茶）。

所谓的"发酵"，是指茶叶中无色的多酚类物质，在多酚酶的催化作用下，氧化以后形成红色的氧化聚合物。不同的加工过程生产出来的茶品，对人体的保健功能也是大有区别的。

茶的营养价值

从营养上来说，茶叶中含有蛋白质、脂肪、碳水化合物、膳食纤维、维生素、矿物质等营养成分。对于茶水来说，这些营养成分含量都很低。不过，这并不影响茶的食用价值。

茶叶的营养价值和药理作用是与化学成分密切相关的。它的化学成分组成约有几十种，主要有茶多酚（儿茶素、黄酮醇及其配糖物、无色花色素、酚酸及缩酚酸）、氨基酸(26种)、咖啡碱（可可碱和茶叶碱）、碳水化合物（茶多糖、果胶、淀粉等）、矿物质（微量元素基本都有，尤其是氟、硒量较多）、叶绿素、芳香物质、维生素（维生素C、维生素B_1、维生素B_2、烟酸、叶酸等）、茶黄素、茶红素、茶褐素等。

特别是多酚类物质（主要包括儿茶素和茶多酚），在动物实验研究中，具有抗癌、抗诱变剂和抗氧化的生物活性作用。

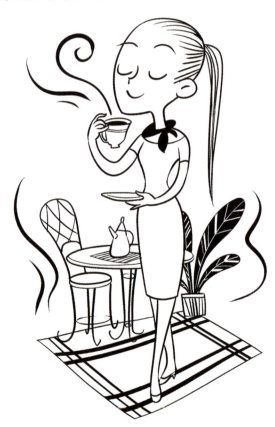

喝茶减肥并不现实

不少人认为,大鱼大肉之后喝杯茶,不仅能解除油腻,还能让自己快点儿变饿,说明喝茶能减肥。其实,这只是一种美好的错觉。

先说说"消脂"。有说法认为,由于茶里的咖啡因能帮助脂肪分解,的确与减肥有一定关系,但这需要配合运动。另外,有些人通过晚上喝大量浓茶,让自己少睡觉的方法来减肥,这是很不科学的。

"解腻"也与茶中的咖啡因等成分有一定关系。研究发现,咖啡因对消化道的蠕动有微弱的影响,当其达到一定量时,可引起胃液和胃蛋白酶的分泌增加。因此,喝茶容易给人产生解腻的感觉。其实饭后立即喝茶并不是好习惯,最科学的方法是餐后半小时再喝。

至于减肥,的确有针对绿茶及绿茶中的儿茶素的研究,结果发现喝茶对减肥和保持体重有积极影响,茶对代谢有促进作用。不过,目前来说,由于相关研究较少,说喝茶能降低肥胖风险的证据还不充分。

喝茶的其他好处

喝茶不仅可以提神,还能帮助补充水分。有些地方以茶待客,不仅是一种习惯,也是一种礼仪文化。还有人以品茶来修身养性、品味人生,达到精神上的享受。

除此之外,研究发现,喝茶还可以降低某些疾病的发病风险。例如,茶中的儿茶素可通过多种机制对脑卒中起预防作用,包括抗氧化、抗炎症、抗恶性细胞增生及增加血浆抗氧化能力,经常喝茶(每天 > 12g 茶叶)可以降低脑卒中的发病风险。

酒量能不能练出来

撰文/黄佳（上海交通大学医学院博士、国家心理咨询师）

即便已有无数血淋淋的前车之鉴，每年关于喝酒导致事故的报道还是层出不穷。为什么酒对我们的身体可以造成如此恶劣的影响？传说中的喝酒有益身心，难道是信口开河？

酒量能练出来吗

根据酒的酒精含量，我们将酒分为高度酒、中度酒、低度酒。畅饮一杯后，酒便从消化道中被吸收，吸收速度与吸收部位、酒的浓度、品种及摄食状态等密切相关。小肠，特别是十二指肠和空肠吸收最快。

日常生活中，有些人酒量大，而有些人饮一点酒，就面红心跳，甚至不省人事。这是因为前者身体内分解酒精的酶系统活力较高，能使酒精较快地得到分解排出。这种人只有饮酒过度，超过了酶的分解负荷时，才会醉酒。

而酒量小的人，催化乙醇代谢的酶系统活性较弱，或有缺陷，以缺少乙醛脱氢酶为多见。由于酶的活性低下，影响了酒精在体内的及时分解，从而造成醉酒。所以，酒量实际上是我们的身体代谢酒精的能力。这个能力主要取决于肝脏乙醛脱氢酶的多少,这种酶的数量主要取决于遗传,而不大可能是"练"出来的。

酒对身体有益处吗

诚然,酒对身体是有益的。然而饮酒有益还是有害,这与饮酒量大小及酒的品种等因素有关。譬如黄酒,黄酒是一种理想的调料,有去腥、除荤、增香和调味的作用,饮用少量黄酒可增进食欲,促进消化,舒筋活血,延年益寿;红酒含有白黎芦醇、葡萄糖醇等多种丰富的营养物质,有抑制血小板聚集和降低低密度脂蛋白的作用,对预防心血管疾病、老年痴呆症、骨质疏松症有极好的功效。

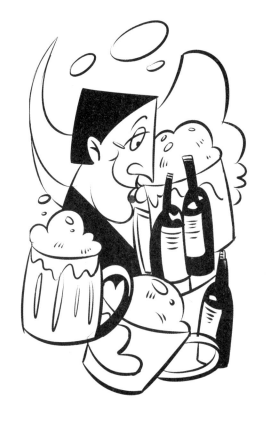

作为药物,酒被叫作乙醇、酒精或药酒,能消毒杀菌、增进食欲,它还可以抑制中枢神经,具有麻醉、催眠、利尿、舒筋活血等多种药理作用。

少量饮酒对身体大有裨益,但无节制地饮酒甚至酗酒,则容易引起肝损害、酒精性心肌炎、慢性胰腺炎、高血压、胃炎等多种疾症,有些饮酒者还可形成精神成瘾、身体依从性等,后果非常严重。

饮酒要注意什么

日常生活中,出于工作或人情需要,我们不得不饮酒,这时要如何应对呢?

1. 不空腹饮酒

在胃和十二指肠之间有一道阀门,称为"幽门",酒精通过幽门的速度是影响其吸收的最重要因素。空腹时,酒可以迅速通过幽门进入十二指肠,自然醉得快。而如果在饮酒之前或饮酒时吃些鱼、肉等不容易消化的高蛋白食物,酒和食物混合在一起,不容易通过幽门,也就不会快速被人体吸收,从而不容易醉。此外,空腹饮酒易致低血糖,这是因为酒精在肝内氧化还原成乳酸,不仅造成乳酸浓度升高,而且抑制其糖异生作用,减少了血糖的来源。

2. 饮酒时不宜饮用碳酸饮料

红酒掺雪碧是时下比较流行的喝法,口感确实不错,不过,雪碧等含碳酸的饮料会释放出二氧化碳,而二氧化碳会促进酒精吸收,让人醉得更快。

3. 饮酒宜浅酌慢饮

饮酒的速度若是超过肝脏的代谢能力,恐怕很快就要醉倒。不妨"细水长流"慢慢品味,让酒精摄入速度低于肝脏代谢速度。

4. 及早醒酒

醉酒之后应及早醒酒,以减轻酒精对肝脏和神经系统的损害。轻度醉酒者应卧床、保暖、适量饮用茶水或咖啡,以加快酒精排泄。重度醉酒者需采取催吐、洗胃、输液等方式对症治疗。

每天喝8杯水致人命有科学依据吗

撰文/杨振华（国家一级公共营养师）

网上曾流传这样的说法："每天喝8杯水，有可能要了你的命！"听了让人顿时觉得惶恐且心生困惑，不是一直都提倡每天喝8杯水吗？怎么还会要人命呢？难道喝错了？

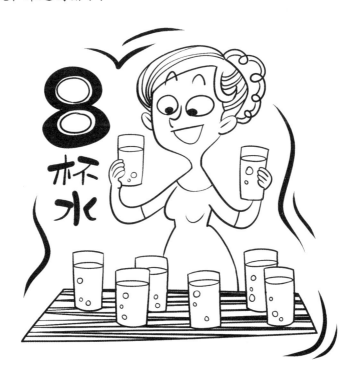

每天的喝水量多少杯合适

关于喝水,《中国居民膳食指南》一直有很明确的推荐量,男士建议每天 1700mL,女士建议每天 1500mL,若是进入炎热的夏季,还需根据劳动强度和出汗程度适当增加。

而这喝水量的问题,如果要具体到几杯,那还得看使用杯子的容量大小。以前推荐的每天喝水量是 1200mL,如果用一次性纸杯来衡量,大约就是 8 杯,所以 8 杯水的说法就传开了。

但是很多人并不会用一次性纸杯去喝水,最好的办法就是根据自己杯子的容量大小,简单换算。现在水的推荐量是 1500 ~ 1700mL,拿 500mL 的矿泉水举例子,每天至少要喝 3 瓶半才算够量。

如果喝的量实在太大,超过了肾脏的代谢负担,有可能产生水中毒,严重者会致命。不过也不要太担心,肾脏的代谢能力是很强的,如果不是肾脏出现了病变,一般不会出现问题。相反,如果喝的量太小,身体长期处于缺水状态,也会影响身体健康。

水该什么时候喝

实际上,我们也没必要非要在一天喝够 8 杯水上较劲,每个人的体质和情况不同,可以根据自己的情况调整饮水量,没必要没事就使劲喝,也不要非得等到渴了才喝。

另外,喝水确实是随时随地都应该牢记的一件事,最好是把每天的水量分布在一天当中,这样既避免了渴了再喝却不解渴的尴尬,也保证了每天喝水的总量,为身体的正常新陈代谢提供了保障。所以,每隔一两个小时喝一次,每次 200mL,是最正确的喝水方法。

应该喝哪一种水

水的种类很多，白开水、矿泉水、矿物质水、纯净水……甚至还有磁化水。这么多分类确实让我们眼花缭乱，如何选择呢？

白开水就是烧开了的自来水，煮沸以后，既保证了水的洁净无菌，又保证了水中矿物元素不受损失，值得推荐。但近些年自来水凸显的问题比较多，有些家庭选择安装净水机来保证饮用水的安全，其实只需要过滤掉杂质就可以了，并不需要将水中的微量元素全部去除。

矿泉水是经过人工开采或者地下自然涌出的未受到污染的天然地下水，经过过滤、灭菌、灌装而成。矿泉水含有一定的矿物盐，容易被人体吸收，但是相对于白开水而言，造价较高。

矿物质水通过人工添加的方式提高了水中的矿物质含量，但是添加进去的矿物质，能否被人体很好地吸收，并没有明确的资料数据。而且人工添加又增加了生产成本，所以并不推荐作为饮用水的第一选择。

纯净水一般是以自来水为原料，将其中的有害物质去除，同时也去掉了人体所需的矿物元素。这种水看似最纯净，但是长期饮用，有可能导致人体矿物质的缺乏，所以也不推荐作为家居饮用水的首选。

磁化水被赋予了诸多保健作用，一直受到消费者的追捧。但是磁化水对于某些慢性病的保健功效并没有很权威的数据文献来证明，加之有报道说高龄骨质疏松患者不宜饮用磁化水，而很多消费者对于自己的骨质是否疏松并不是很了解，所以，饮用磁化水须谨慎。

咖啡因会导致中毒吗

撰文/许冰（首都保健营养美食学会营养讲师、国家二级公共营养师）

据日本福冈大学法医学教室透露：日本九州地区一名20多岁男子，因长期饮用具有提神效果的含咖啡因饮料而死于咖啡因中毒。相信看到这条信息时，许多人都会觉得揪心，毕竟每天靠喝咖啡提神的人不在少数。那么，咖啡因对身体的伤害到底有多大呢？

为何咖啡因能提神

简单来说，咖啡因是通过作用于人的中枢神经，使神经细胞处于活跃状态，从而让人达到兴奋的结果。咖啡因在一定时间内可加快信息在神经纤维之间的传递速度，从而让人的思维能力有所提升。直观的反应就是使人精神焕发、情绪激动。

摄入咖啡因有上限吗

咖啡因并不仅仅存在于咖啡中，它还存在于茶、可乐、巧克力、可可等生活中的常见食物里，咖啡因具体的含量与食物的加工方法和品种有关。咖啡是这些食物中咖啡因含量最高的一种，健康人群每天咖啡因的摄入总量建议不超过250mg，相当于2袋速溶咖啡。

摄入过多会造成什么后果

物无美恶，过则为灾。一天 250mg 以内咖啡因的摄入量并不会给人体带来伤害，适量摄入一些含有咖啡因的饮品还会有缓解疲劳、兴奋神经的作用，而且在临床上咖啡因也确实用于治疗偏头痛和昏迷复苏。但过量摄入咖啡因，则可能会引起心脏剧烈跳动，甚至出现精神恍惚、走路重心不稳等现象。摄入时间不对，如在睡前食用含咖啡因的食物，也会因情绪激动而影响睡眠。此外，空腹摄入会对胃造成急性刺激。

不喝咖啡如何提神

首先，要保证充足的睡眠时间和良好的睡眠质量。这是保证精力充足最基本的条件，是任何食物和药物都代替不了的。成年人平均每天应保证不少于 7 小时的睡眠，处于生长发育阶段的青少年应不少于 8 小时。

其次，加强体育锻炼。每周至少保证 3 次中高强度的锻炼，锻炼时的心率达到"220- 你的年龄数"。已有不少科学研究表明，锻炼会使身体产生内啡肽和多巴胺，这种脑垂体分泌的物质能使人消除疲倦感。

最后，减少高升糖指数食物的摄入，如甜饮料、面包、蛋糕、饼干等食物。这些食物会让血糖如"坐过山车"一般忽高忽低，容易造成昏昏欲睡的疲倦感。

哪些人应尽量避免摄入咖啡因

1. 孕妇

孕妇大量摄入咖啡因后会出现恶心、呕吐、头痛、心跳加快等症状。而且咖啡因会通过胎盘进入胎儿体内，对胎儿发育造成影响。虽有专家认为，孕妇每天喝一两杯咖啡不会对胎儿造成严重的影响，但为了慎重起见，孕妇最好禁食含咖啡因的食物。

2. 胃溃疡患者

胃溃疡是因为胃酸分泌过多而对胃黏膜造成的损伤，由于咖啡因会进一步刺激胃酸分泌，所以患有胃溃疡的人群应尽量避免摄入咖啡因，以免胃酸分泌过多，进一步加重病情。

3. 月经期女性

对部分女性而言，经期食用刺激性食物会加剧痛经现象，咖啡因也属于刺激物之一。为了以防万一，"特殊时期"还是尽量避免摄入咖啡因，莫为追求一时口感而给身体带来伤害。

4. 饮水量少者

咖啡因具有利尿作用，摄入过量容易造成体内缺水。原则上说，摄入咖啡因的人群应相应多饮水，以保证正常的体液浓度，维持身体正常的新陈代谢。所以，饮水量少者还是尽量避免咖啡因的摄入比较好。

酸奶，你真的买对了吗

撰文/贾艳雪（国家三级公共营养师）

天天喝点酸奶已经成了很多人的一种饮食习惯，它酸酸甜甜的味道让人感到满足，有些"酸奶控"甚至把它当水饮用……超市里的酸奶区产品琳琅满目，应该如何选择适合自己的那一款呢？

酸奶可以常温储存了吗

各大超市都能见到常温酸奶。这是一种保质期更长、可以常温储存的酸奶，那它和冷链低温储存类酸奶，到底区别在哪？

需要低温储存的酸奶是为了保护其中的乳酸菌，而常温酸奶里的乳酸菌已经失活了，不需要保护。所以常温酸奶中没有乳酸菌等有益肠道的菌，这对于不特别苛求乳酸菌作用，又喜欢酸奶口感的消费者而言，多了一个选择。

酸乳饮料也是酸奶吗

这个要注意查看产品食品标签上标注的是酸奶还是乳酸菌饮料。乳酸菌饮料的大部分成分是水，还有糖和食品添加剂，含乳量很少。但乳饮料有两种分类。

一是标注有"活性乳酸菌"的饮料。这种饮料含有活性乳酸菌，品质好的话，乳酸菌活性会比较强，数量也达到一定的数量级（10⁸—10¹⁰），所以会有一部分有益菌进入到肠道，在肠道内起到调节肠道菌群的作用。二是调配型乳饮料，比如蛋白质，原味酸奶中其含量 2.5g/100mL 左右，而乳酸菌饮料中蛋白质含量仅为 0.7% 左右。调配型乳饮料就是没有活菌的，用水、糖、少量乳调配而成，营养价值偏低，也没有活性菌的调节肠道功能。

而酸奶是牛奶的发酵产物，不管是钙含量、蛋白质含量或者维生素含量，都比乳酸菌饮料高很多。比如蛋白质含量，酸奶大概是 2.5%，而乳酸菌饮料中蛋白质含量仅为 0.7%。所以，酸奶的优势有两方面，一是和牛奶相媲美的营养价值，二是活的乳酸菌，但是和纯的活性乳酸菌饮料不同，酸奶要长期坚持摄入才会有调节肠道功能的作用。

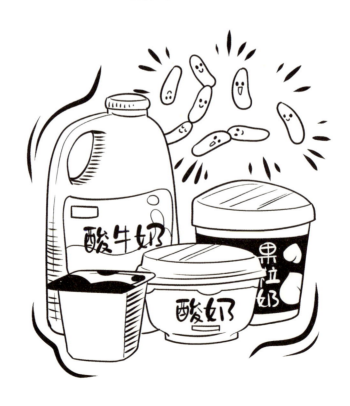

酸奶和活性乳酸菌饮料必须全程冷链配送，低温储存。如果温度偏高，那么乳酸菌有可能会失活，这也就失去了它的作用。

含有果粒的酸奶更营养吗

酸奶有许多不同的口味，比如添加了黄桃、草莓。很多人认为这样的果粒酸奶既具备了酸奶的营养，又增加了水果的营养，真的是这样吗？

首先，果粒酸奶中的果粒是不新鲜的。因为添加到酸奶中的果粒是单独采购的，生产时再加到酸奶里，如果是新鲜水果肯定会存在变质的现象。其次，为了防止水果变质，果粒要先经过高温烫洗，在这个过程中，水果中很多的营养素、水溶性的维生素都会损失，营养价值变低。因此，推荐食用以原味为主的酸奶，喜欢果味酸奶的朋友可以自己动手在酸奶中添加新鲜的水果。

该如何选购酸奶

1. 选择生产日期最近的产品。

2. 如果只想调节肠道菌群环境，可以选择品质优的活性乳酸菌饮料，选生产日期最近、低温储存的，注意控量；如果既想得到和牛奶相媲美的营养价值，又想获得有益菌，则可选择酸奶。但需注意坚持食用，低温储存。

3. 选择酸奶推荐原味产品。

果汁背后有"秘密"

撰文/李丽丽（国家二级公共营养师）

果汁作为一种饮品，不仅能补充我们饮食中缺少的矿物质和维生素，而且有着良好的风味和绝佳的口感，饮用方便，受到很多消费者的喜爱。

走进超市你会发现，果汁种类五花八门，"100%纯果汁""果汁饮料""果味饮料"等让人看得直犯迷糊，其中有很多果汁都被冠以健康、纯天然的噱头来吸引购买者的目光。这些饮料真的是健康果汁吗？让人眼花缭乱的果汁背后又隐藏了什么"秘密"？

天然果汁的标准

天然果汁也叫100%果汁，是指水果经过加工制成未经发酵的汁液，或者在浓缩果汁中加入和其失去的天然水分等量的水，具有原水果果肉的色泽、风味和可溶性固形物含量的饮品。

从天然果汁定义中可以看出，要想被称为天然果汁，只有两种方法。一种是用水果直接榨汁，另一种是用浓缩果汁等比例兑水。因此我们会发现在天然果汁的配料中，一般只有浓缩果汁和纯净水，没有添加香精、色素之类的添加剂。

但并不是所有的水果都适合做成天然果汁，如山楂、杏之类，它们的纯果汁太酸，需要进行调制。因此在《饮料通则》（GB/T 10789-2015）国家标准中，天然果汁允许添加糖或酸味剂，但二者不能同时添加。如果我们在购买果汁时发现果汁的配料表里既有糖又有酸味剂，那么它就不是天然果汁。

"果汁饮料"真的是果汁

果汁饮料是指在果汁中加入水、白砂糖、果汁和甜味剂、酸味剂等调制而成的饮料。只要果汁含量大于10%就可以称作"果汁饮料"，它与天然果汁相比，不但添加了很多水和添加剂，而且果汁含量少得可怜，营养价值也是微乎其微的。

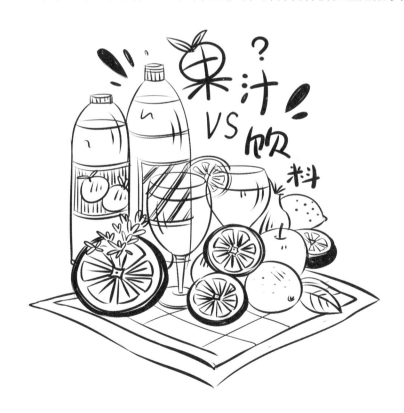

果粒橙真的有果肉吗

其实,饮料里有果肉并不等于果汁含量高。很多人比较喜欢带果肉的果汁,以为其中一定果汁满满。殊不知带果肉的果汁也属于"果汁饮料",而其浓稠的质感并不是来源于果肉,而是人们难以想象的卡拉胶、羧甲基纤维素钠等增稠剂。

"水果饮料"和"果汁饮料"就像双胞胎一样,让人难以分辨。虽说都是用水、糖、酸味剂等调配而成的,但水果饮料要次于果汁饮料,"水果饮料"对于自身的要求很低,果汁含量大于5%就可以。

"果味饮料"只有味

如果你在购买饮料时发现饮料瓶上印着某种水果的"果味饮料",如苹果味饮料,则意味着这种饮料可能与苹果没有任何关系,仅仅是拥有该水果的味道而已。在其配料表中你会发现果味饮料是以白砂糖或甜味剂、酸味剂、果汁、食用香精等原料调配而成。这种饮料的果汁含量一般低于5%,有的甚至可能完全不含任何果汁成分,纯粹用食品添加剂勾兑而成。

巧选果汁有妙招

在购买瓶装果汁时,一定要看清饮料的名称和配料表,如果汁的名称中标有"饮料"二字,则其果汁性质就已经大打折扣了。另外需要注意的是,商家为了混淆视听往往会将"饮料"两个字标识得非常小,或是写在不显眼的地方,因此在购买果汁时一定要擦亮眼睛,选择自己想要的。

这么多花茶，到底喝哪种好

撰文/王桂真（一级健康管理师、国家一级公共营养师、首都保健营养美食学会理事）

茶对于中国人来说，不仅仅是一种饮品，也是几千年华夏文明与现代文明的交织。不同季节，饮茶有不同选择。在这里要重点给大家介绍花茶，其品种特别多，要弄清楚哪种最适合自己，还真不是一件容易的事儿。

什么是花茶

花茶又被称为"香片"，是用花草的根、茎、叶、花等部分加以煎煮或冲泡而产生香味的饮料。若饮用部分是叶和花则称作"花草茶"，若饮用部分是果实则称为"花果茶"。花茶制作主要是利用茶叶能吸附异味，而鲜花能散发清香的特点，将鲜花和茶坯混合"窨制"而成。鲜花吐香，茶坯吸香，使得制作而成的花茶兼具花香和茶香，从而形成了花茶独有的色、香、味。

花茶有何功效

花茶有疏肝理气、开胃、美白、抗衰老等众多功效，经常饮用花茶，不但有助于体内阳气生发，驱逐寒邪，还能提神醒脑、消解困倦和疲乏。花茶尤其适合在春天饮用。试想，在春日洒满阳光的午后，坐在自家的花园或阳台上，品一杯清香爽口的花茶，在花香怡人中体会春天的生机勃勃，是多么惬意的一种享受！

春天里不能错过的花茶

寒冬刚过,积蓄在体内的寒邪之气也需要散发出去,具有排邪驱寒作用的花茶就派上用场了。以下是春天里不能错过的花茶:

玫瑰花茶

对女性而言,经常饮用玫瑰花茶可以调节经期,减轻经期时小腹坠痛的症状。其含有的丰富维生素可以改善皮肤干燥状态,让容颜更为靓丽。饮用时,可以加入红枣、红糖等,既使其香甜可口,又补气养血。

蒲公英花茶

蒲公英属于药食同源的植物,不仅可以入药也可以做菜食用。长期用蒲公英泡水喝,具有清热解毒、消肿散结、祛火、消炎等功效,能增强肝脏的解毒作用,降低胆固醇。

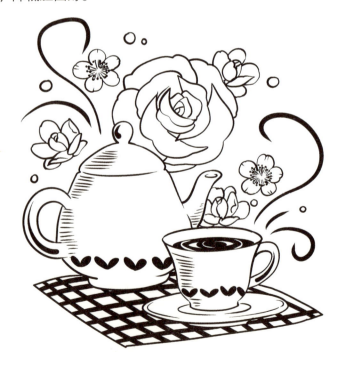

桃花茶

桃花具有良好的美容功效，适量饮用桃花茶可以扩张血管，改善皮肤血液循环，使肤色红润。桃花中含有的山柰酚等抗氧化物质，不但能促进皮肤脂褐质的排出，预防黄褐斑，还能抗皱嫩肤。此外，桃花茶微苦，可以利水、通便，适量服用还能减肥瘦身。

茉莉花茶

茉莉花茶具有理气安神、温中和胃、抗菌消炎的功效。它含有大量的挥发油类，可以提神、清火、缓解腹部胀痛。其中的茶多酚、茶色素等，不但能抑菌消炎，治疗皮肤炎症，还有抗癌抗突变的功效。此外，茉莉花茶还能调节内分泌，稳定情绪，消除心理紧张和疲劳。

金银花茶

现代研究证明，金银花含有绿原酸、木樨草苷等药理活性成分，对溶血性链球菌、金黄葡萄球菌等多种致病菌及上呼吸道感染致病病毒等有较强的抑制力，常饮金银花茶能增强免疫力。

懂点儿科学

羊奶真的比牛奶好吗

撰文/郭晓薇（首都保健营养美食学会理事、食品加工与安全专业硕士）
范常文（国家一级健康管理师、国家一级公共营养师）

乳汁是妈妈赐给孩子最好的礼物，长大了，没有了妈妈的乳汁，人类学会了通过饲养乳畜来获得营养丰富的奶，它被称为"全营养食物"，富含人类生长发育和新陈代谢所必需的营养物质，且营养成分比例适当，消化率与吸收率高，是成年人的最佳食物。我们常喝的奶类包括羊奶和牛奶，网络上都在大肆宣扬羊奶的营养价值，不过羊奶和牛奶的营养成分真的有很大差别吗？

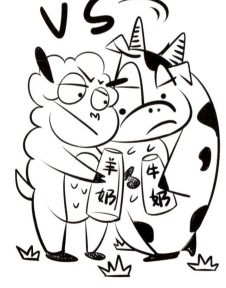

羊奶比牛奶好吗

其实，不管是羊奶还是牛奶，都是人体摄取优质蛋白质和钙质的良好来源。从二者的营养成分表中，我们可以看出，就三大产能营养素来讲，羊奶的碳水化合物和脂肪含量比牛奶稍高，而蛋白质含量略低，但从蛋白质中酪蛋白和乳清蛋白的比例来看，羊奶更接近于母乳，更易被人体吸收。

营养成分	羊乳	牛乳
水分（g）	88.9	89.8
能量（kcal）	59	54
蛋白质（g）	1.5	3
脂肪（g）	3.5	3.2
碳水化合物（g）	5.4	3.4
胆固醇（mg）	31	15
维生素A（μgRE）	84	24
视黄醇（μg）	84	24
维生素B_1（mg）	0.04	0.03
维生素B_2（mg）	0.12	0.14
烟酸（mg）	2.1	0.1
维生素C（mg）	0	1
维生素E（mg）	0.19	0.21
钙（mg）	82	104
磷（mg）	98	73
钾（mg）	135	109
钠（mg）	20.6	37.2
镁（mg）	0	11
铁（mg）	0.5	0.3
锌（mg）	0.29	0.42
铜（mg）	0.04	0.02
锰（mg）	0	0.03
硒（mg）	1.75	1.94

宝宝喝羊奶比喝牛奶好吗

许多妈妈可能会有疑问，既然羊奶更接近母乳，易吸收，是否宝宝喝羊奶比喝牛奶好呢？

其实，羊奶并不优于牛奶，它们的营养结构和母乳都是有所区别的。对婴儿来说，"婴儿配方奶"才应该是首先选择的，因为它是人类通过对母乳成分、结构和功能的分析，参照母乳的营养结构，仿造母乳而制成的，更适合于宝宝。不过超过 3 岁的孩子，羊奶和牛奶就都可以选择了。

糖尿病患者多喝羊奶好吗

随着生活条件越来越好，慢性病的大军也在壮大，糖尿病及糖尿病高危人群的数量日益增加，很多糖尿病患者都有疑问，患上了糖尿病多喝羊奶好吗？

其实，无论是羊奶还是牛奶，其碳水化合物的含量并不高，且主要是乳糖和半乳糖，都有利于钙质的吸收，也可以为糖尿病患者提供优质的蛋白质。但"物无美恶，过则为灾"，中国居民膳食指南建议大家每天吃 300g 乳制品，大概就是一杯 300mL 的奶，羊奶或牛奶均可。

现磨豆浆和冲调豆浆，哪个更胜一筹

撰文/王慧星（国家高级公共营养师、营养讲师）

"我要喝豆浆，营养又健康。""现磨的还是冲调的？"当然是哪个营养价值高就要哪个。问题在于，有人讲现磨的豆浆更有营养，有人说冲调的浓度更高。到底现磨豆浆和冲调豆浆的营养成分有什么差别，如何选到营养全面又安全的豆类饮品呢？这篇文章给你答案。

为什么爱喝豆浆

生活习惯使然。我们常常讲早餐要含有丰富的优质蛋白，作为豆制品的豆浆，秉承了豆类的优良传统，低糖低热量，富含谷类蛋白缺乏的赖氨酸，是与谷类蛋白质互补的天然理想食品。

当然，对于素食者来讲，豆浆含有丰富的优质蛋白，胆固醇含量为0，不饱和脂肪酸含量占85%，不必担心高胆固醇、高饱和脂肪酸带来的心血管和肥胖问题，是一种极佳的饮品。

豆浆是如何加工的

现磨豆浆的加工工艺要经历这样一个过程：黄豆浸泡5～7小时后，加入消泡剂；然后用高压锅蒸煮10分钟左右，加入糖水，磨豆浆；加入除腥剂，加入水打磨成豆浆。

从生产工艺来看，现磨豆浆相对天然，只加入了消泡剂和除腥剂。

冲调豆浆的加工工艺则有这样几个步骤：大豆磨浆，加热，浓缩，喷雾干燥，制成粉状食品。中间会加入食品添加剂，如麦芽糖浆、香精等。

如果是原味豆浆粉，加入的精制糖和食品添加剂会少一些；如果带有其他风味，会出现各种香料。我们害怕食品添加剂，但食品添加剂是工业的灵魂，相对来讲，大品牌质量有保证。

营养成分如何

通过对加工工艺的分析，不难发现现磨豆浆和冲调豆浆的加工过程中，并未产生较大的营养损失，只是两个过程都要经过加热，维生素都有一定的损失。但怕的是，冲调豆浆为了提升口感，加入大量的香精、甜味剂等食品添加剂。另外加入大量的精制糖，无疑会使豆浆的热量提高，长期饮用对身体是有害的。

现磨好还是冲调好

很多人担心豆粉中的营养会不如自己用大豆现磨的豆浆，认为现磨豆浆更天然、更营养、更安全。其实，这就是对"天然"的过分相信了。首先，我们不要盲目崇尚纯天然，即使是现磨豆浆，如果原大豆质量不好、加工过程不卫生的话，还不如买大品牌冲调的，比如路边摊上的现磨豆浆就不太靠谱。

大豆的主要营养优势就是它优质的植物蛋白和大豆异黄酮。中国的标准对豆粉中蛋白质、脂肪、糖等各项营养指标都有严格规定，其中，要求不同豆粉的蛋白质含量不得低于18%～32%，而大豆的蛋白质含量通常在30%～35%之间。

可见，优质的豆粉完全可以拥有大豆同样多的蛋白质。至于大豆异黄酮，虽然豆粉在生产过程中的确会损失一些，但是损失并没有你想象的那么多。只是冲调豆浆如果加入糖分过多、加工过细的话，比如一半豆粉一半糖的比例，倒不如直接喝点白开水了。

豆浆究竟要怎么选

市场上的大部分豆浆，都是冲调的，除非你可以看到它现磨的过程。即使是冲调的，只要豆浆液不是非常白（如牛奶），看上去不会特别稀，有豆浆的香味而非浓烈的香精（红豆、绿豆）味，就可以放心购买。

总而言之，从加工工艺来看，现磨豆浆和冲调豆浆营养成分相差不多。对于冲调豆浆，我们更担心的是高糖含量和食品添加剂，在购买时完全可以说一句："来杯豆浆，不加糖！"

吃货总动员

吃猪肝能明目吗

撰文/王桂真（一级健康管理师、国家一级公共营养师、首都保健营养美食学会理事）

在日常生活中，我们经常能听到"猪肝明目"的说法，因而很多人喜欢隔三差五就去买点猪肝吃，还有厨师专门开发了"明目猪肝汤"这道菜肴。猪肝明目，效果有几分？是否吃得越多越好？

护眼作用有风险

吃猪肝对眼睛有一定的保护作用，猪肝是含有维生素A最多的动物性食物，其维生素A的含量高达4972μg/100g。

维生素A与我们的眼睛有着重要的关系。缺乏维生素A会引起眼睛干涩，视力出现模糊，严重者甚至会引起视力下降、眼睛角膜穿孔以及失明等。这样看起来，吃点猪肝对于眼睛的保护确实是有效果的。

但需要注意的是，猪肝中含有的维生素A属于脂溶性维生素，容易在我们的肝脏中沉积下来，吃得较多就会引起维生素A摄入量超标，进而带来身体中毒的可能性。维生素A每天可耐受最高的摄入量是3000μg，中国居民膳食营养素参考摄入量推荐成年人每天维生素A的摄入量是 800μg，也就是 14 ~ 15g 猪肝，不宜过量吃猪肝。

在中国，大部分人维生素 A 的来源并不是猪肝，而是通过吃各种深色的蔬菜水果来补充维生素 A，比如胡萝卜、南瓜、西蓝花等。虽然这些植物性食物中不含有维生素 A，但是其所含有的大量的类胡萝卜素，在进入我们人体以后会转变为维生素 A，对保护我们的眼睛起着重要的作用。

更重要的是，这些深色的蔬菜水果中含有的类胡萝卜素，即使是过量摄入也不会带来危害，充其量是让皮肤发黄，对身体健康没有危害。

警惕胆固醇、重金属

对于动物的肝脏器官，它不仅仅是重要的代谢器官，也是非常重要的解毒器官。进入动物体内的有毒有害物质，比如重金属、农药、兽药等，都是通过肝脏分解、代谢、转化并排出体外的。如果动物的肝脏出现功能下降或

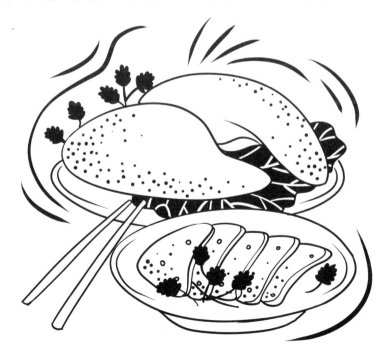

者是摄入过多的有毒有害物质时,这些有毒有害物质就会在肝脏中沉积下来。

很多的调查或者市场抽检发现,动物的肝脏容易出现重金属含量较高,甚至超标的问题,大家应意识到猪肝容易存在重金属残留,不宜过多进食。另外,猪肝中含有的胆固醇较高,虽然适量摄入胆固醇对身体有好处,但是过多的摄入量,尤其是低密度胆固醇摄入较多,会增加患各种心脑血管疾病的风险。

每周最多吃一次

吃猪肝时要慎重,每周最多吃一次,并且不要超过50g,也就是薄薄的两三片而已。在选购猪肝时要注意,猪肝有粉肝、面肝、麻肝、石肝、病死猪肝、灌水猪肝之分。前两种为上乘,中间两种次之,后两种是劣质品。粉肝和面肝均软且嫩,手指稍用力,可插入切开处,做熟后味鲜、柔嫩。不同点在于,前者色如鸡肝,后者色赭红。灌水猪肝需要提防,其色赭红显白,比未灌水的猪肝饱满,手指压迫处会下沉,片刻复原,切开处有水外溢,做熟后味道差,未经高温亦带有细菌,不利于健康。

总之,若想让你的眼睛更加有神,拥有一双如水的明目,还是多吃点儿深色蔬果为好。

汉堡有荤有素，为什么依然被认为不健康

撰文/王慧星（国家高级公共营养师、营养讲师）

汉堡作为洋快餐的一种，在传入之初是被赋予极高待遇的，那个时候能吃肯德基、麦当劳仿佛高人一等。渐渐地，随着人们健康意识的提高，洋快餐才被认为是"不健康食物"。可问题又来了，明明汉堡中有荤有素，看起来搭配也很均衡，为什么还被认为不健康？

如何定义健康食物

评价一种食物是否营养健康，我们关注的是它所含热量多少，危害健康的成分有多少，营养素种类是否齐全，比例是否合适等。比如，对于烧烤类食物，体积小，营养素非常单一（脂肪占大多数），但热量却超过相同体积食物的几倍，同时烧烤类食物还含有致癌物，如杂环胺类、多环芳烃，因而这种食物营养价值很低，属于不健康食物。

为什么吃汉堡不健康

不妨分析一下汉堡的组成成分。

汉堡的主要原料为面包壳、炸鸡排（或猪排、羊排）、生菜、沙拉酱，

这还是最简单的汉堡制作方法,复杂一点的还会加入更多油炸肉制品。

面包壳,也就是汉堡外层的两个面包切片,主要营养素为碳水化合物。大部分外壳为白面包,其中碳水化合物的组成主要是淀粉,营养素组成很单一,而且精细的淀粉含量较多。

炸鸡排,高热量、低营养素密度,属于经常食用会导致体内累积致癌物的油炸食品之一。同样体积的鸡排,油炸过的所含热量比未油炸的增加一倍。高热量带来的危害,远大于鸡排本身含有的蛋白质、维生素 B 族等营养成分带来的益处。

生菜是汉堡中唯一一种低热量的成分。

沙拉酱是极高热量食物(725kcal/100g),脂肪含量较多,营养成分单一,只含有少量的蛋白质和碳水化合物,其他维生素和矿物质的含量基本为 0。

综上分析,整个汉堡貌似是高热量、低营养素密度的集合体。它虽然组

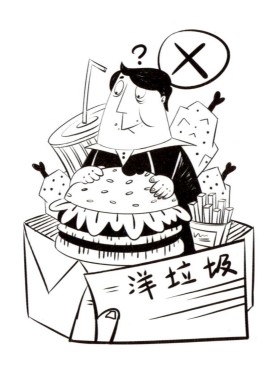

合起来也基本含有七大营养素,但除了脂肪、碳水化合物和少量蛋白质外,其他维生素、矿物质、膳食纤维含量微乎其微,根本不能满足一餐营养素的需要。同时汉堡的热量高,容易造成体内脂肪堆积,除了满足口感,对身体弊大于利。

汉堡如何搭配才健康

这样一分析,对爱吃汉堡的人来说是莫大的残忍。其实不是不让大家吃,而是怎么吃更健康。换句话说,应该如何搭配,汉堡才可以吃起来既美味又健康?其实你完全可以DIY,简单方便。

面包壳要选择全麦面包切片。全麦面包中不单单含有淀粉,还有膳食纤维、矿物质、维生素、蛋白质,配比比较均衡。炸鸡排建议换为夹层肉,可以到超市买现成的牛肉,最好口感清淡一点。牛肉的热量和胆固醇相对于油炸食品较低,而且蛋白质质量高,铁、锌、硒等矿物质也利于吸收。可以用酸奶替代沙拉酱,不仅蛋白优质,易于吸收,口感好,热量还比沙拉酱低很多。至于蔬菜,可选用西红柿切片和生菜,其他可切片蔬菜也可以,有助于补充维生素C、钾、镁等营养素。饮品方面,牛奶、豆浆、柠檬水皆可。

经常听人讲,没有不健康的食物,只有不健康的搭配。虽然这句话有点偏激,毕竟有些食物本身就"自带毒性",但对汉堡套餐来讲,营养素单一、热量高、脂肪含量多、低膳食纤维、低营养密度,看似均衡,实则几乎是食物非常不健康做法的聚集。当然,你可以像上文建议的那样,自己DIY,选对食物,合理搭配,让汉堡更美味,吃起来更健康。

无淀粉火腿肠是最好的火腿肠吗

撰文/孙希娟（国家一级公共营养师）

火腿肠是很多人早餐必备的食物。在选择火腿肠时，无淀粉火腿肠因其宣传没有添加淀粉而备受推崇。无淀粉火腿肠真的不含一点淀粉吗？我们又应该如何选择火腿肠呢？

汉堡如何搭配才健康

无淀粉并非零淀粉，根据国家标准，只要火腿肠的淀粉含量要求≤1%即可称为无淀粉火腿肠。火腿肠制作时还会添加鸡肉鱼肉等肉类的组合，因此它并不是纯猪肉加工而成的。无淀粉火腿肠中除了肉质，含量第二位的就是水分。为了使火腿肠吃起来有更好的口感，还会添加增稠剂、水分保持剂来锁住水分。淀粉决定着火腿肠的质感，其含量越低火腿肠的等级就越高。淀粉含量降低了，火腿肠依然有好看的颜色和香浓的肉味。

无淀粉火腿肠含盐量较高

大家都知道高盐摄入容易引起血压升高，还会直接损害心脑血管。如果长期高钠摄入，会导致长期性的钙平衡破坏，最终引起骨矿物质的密度减少以及增加骨质疏松症骨折的危险性，极大地危害身体健康。食盐及味精等鲜味剂赐予了火腿肠美味，而这些会使火腿肠中的钠含量超标，因此火腿肠不宜吃太多。

如何选购火腿肠

火腿肠的配料表中，除了猪肉、鸡肉、水、淀粉外，还有白砂糖、植物蛋白、食用盐、增稠剂、水分保持剂、食用香精、增味剂、山梨酸钾等添加剂。无淀粉火腿肠跟纯肉有一定差距。在加工阶段，除了色素和防腐剂，还会添加香精来突出猪肉火腿肠的香气。当然，只要这些添加剂在安全范围之内使用，不会对人体健康产生影响，大家可以放心购买。购买时，建议挑选近期生产的以及高蛋白质、低淀粉的火腿肠产品，其口感好，营养价值也较高。

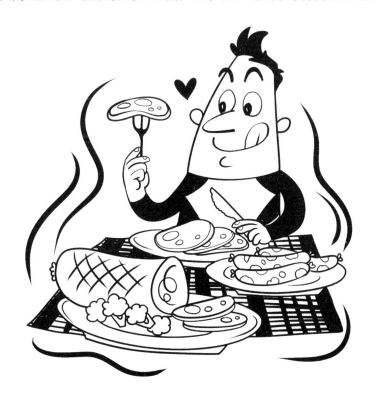

吃火腿肠时巧搭配

火腿肠虽然比较方便食用,但是还得尽量少吃。在吃火腿肠之后,多喝水并增加水果、蔬菜的摄入量。因为在火腿肠的制作过程中,为了抑制各种微生物的生长繁殖和增加食品的色泽,会加入一定量的亚硝酸盐。它在人体内很容易与胺类食物结合成亚硝胺,而维生素C在人体内能阻断亚硝酸盐和胺类食物结合成亚硝胺。

火腿肠和香肠一样吗

火腿肠和香肠都属于食用肠类,但其实它们大不一样,不仅制作过程不同,口感上也是千差万别。

香肠仅指以肉类为主料,搅碎成泥状,并混合部分淀粉制作而成,可以直接食用的肠类制品;火腿肠就是将腌制好的火腿搅碎成泥,加入淀粉,灌入肠衣而成的,它和香肠一样,是可以直接食用的。

火腿肠属于高温肉制品,是经过121℃高温蒸煮的包装肉制产品,保质期长;而香肠则属于低温肉制品,是采用较低的杀菌温度进行巴氏杀菌的肉制品,一般是68~72℃的温度。市场上的火腿肠纯肉含量少,添加物多,属低档产品。而香肠的肉含量高,原料要求严格一点,相对高档。火腿肠可以常温保存,而香肠要低温保存。风味上,香肠有特殊的烟熏风味,是由于其有烟熏烘干的工艺,火腿肠则没有。

吃了苦味瓜子会致癌吗

撰文/高超（中国营养学会会员、中国疾病预防控制中心营养与健康所博士）

你或许曾在网上看到这样的说法："如果吃到带有苦味的瓜子，请马上吐掉，并用清水漱口，这种瓜子可能导致肝癌。因为瓜子一旦发霉，其中可能含有黄曲霉毒素，它是目前发现的化学致癌物中最强的物质之一，毒性是砒霜的68倍，经常摄入可能增加患肝癌风险！"

这样的消息，着实会让人吓一跳。日常生活中，我们嗑瓜子或是吃花生，都会磕到苦籽，这时，你是把苦籽吞了还是吐了呢？苦籽真的有毒吗？毒性真的这么大吗？其实这条消息并非无中生有，可以说基本属实，但也不是说吃几颗苦籽就会致癌。

什么是黄曲霉毒素

早在1993年，黄曲霉毒素就被世界卫生组织（WHO）的癌症研究机构划定为Ⅰ类致癌物，是一种毒性极强的剧毒物质。黄曲霉毒素的危害性在于对人及动物肝脏组织有破坏作用，严重时可导致肝癌甚至死亡。

黄曲霉毒素的常见来源

黄曲霉毒素常由黄曲霉及寄生曲霉等另外几种霉菌在霉变的食物中产生,是这些霉菌的代谢产物,如玉米、豆类、花生等,葵花籽也是类似的。霉菌的孢子(种子)广泛存在于土壤、空气中,当湿度大时霉菌特别容易在粮食、谷物、坚果上繁殖,并产生毒素。

黄曲霉毒素有哪些危害

食品中所污染的主要是黄曲霉毒素 B_1,一般认为其毒性主要有三种临床特征:急性中毒、慢性中毒和致癌性。

所谓急性中毒,是因黄曲霉毒素是剧毒物质,一次性摄入较大剂量,能导致机体急性中毒和急性肝损伤,呈急性肝炎、出血性坏死、肝细胞脂肪变性和胆管增生等;长期摄入小剂量则会造成慢性中毒,其主要变化特征为肝脏出现慢性损伤,如肝实质细胞变性、肝硬化等,出现动物生长发育迟缓,体重减轻,母畜不孕或产仔少等系列症状。

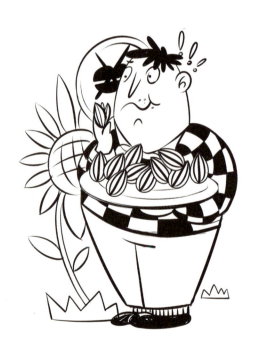

至于致癌性,黄曲霉毒素是目前所知致癌性最强的化学物质,其致癌范围广,致癌强度大,可诱发肝癌、胃癌、肾癌和直肠癌等多种癌症。

苦籽也不一定都有毒

瓜子有苦味跟它变质发霉有一定的关系。天气温暖湿润时，农作物容易发霉变质，如果感染了黄曲霉菌，就会产生让人致癌的黄曲霉毒素。可见，变苦的瓜子确实有可能含有黄曲霉毒素，但并不是每一颗苦味的瓜子都受到了黄曲霉毒素的污染。发苦的瓜子也可能是被炒煳了或者虫蛀了，而且瓜子中含有40%～50%的脂肪，放久了其中的脂肪也会被氧化，从而产生苦味。偶尔吃到苦籽，可吐出后漱漱口，不必过于紧张。

瓜子存放要注意

要避免接触黄曲霉毒素，就要避免食物发霉。尤其天气潮湿时，要注意把瓜子存放在干燥通风的地方。此外，有些食物存放的地方如果不够卫生干净，或本来就存在黄曲霉菌，那食物就会受到污染。

好瓜子也别吃过量

经常容易生气或精神抑郁的人可以吃点瓜子，这类食物含有丰富的维生素 B_6，有助于改善精神状态。在此，还是要提醒大家，瓜子内的油脂含量较丰富，好吃也别吃太多。中国居民膳食指南推荐，坚果每周可摄入50～70g，相当于每天带壳葵花瓜子20～25g（约一把半），或者花生15～20g，或者核桃2～3个。此外，食用原味坚果为首选，因为加工过程中通常会带入较多的盐、糖或油脂。

懂点儿科学

教你打造5分钟快手早餐

撰文/许冰（首都保健营养美食学会营养讲师、国家二级公共营养师）

伴随着清晨阳光的沐浴，享受一份营养全面的早餐，从身体和心理上来说，都会让人收获满足感。然而，现代城市生活节奏快，剥夺了大部分人享受早餐的权利。

许多人的早餐，不是在街边小摊上匆匆打发，就是用几片压缩饼干草草了事，甚至有一些朋友，早已记不清上一次吃早餐的时间了。从健康的角度来讲，早餐作为一天中的第一餐，对身体意义重大。

不吃早餐易低血糖

若是没有吃夜宵的习惯，大多数人的早餐和前一晚的晚餐时隔长达12个小时，这意味着早上起床后，胃基本已经空了，体内储备的糖原物质也已被耗完了，此时如果没有一顿好的早餐供应，那么上午就会保持低血糖的状态。

上午是耗费脑力工作、学习的时候，而大脑要正常工作，又必须由血糖（即血液中的葡萄糖）来提供能量，早餐无保证，血糖难供应，就会出现注意力不集中，甚至头晕眼花的现象。

不吃早餐易患疾病

不吃早餐还可能诱发胆结石、胃溃疡。肝脏会定期地分泌胆汁,然后储存在胆囊中,以备一日三餐的消化所用。也就是说,若是我们一日三餐正常,胆囊里的胆汁基本就处于"储存——排出——再储存——再排出"的平衡状态。

但是长期不吃早餐,该负责消化早餐的胆汁就没法从胆囊排出工作,日积月累,过多的胆汁会在胆囊里浓缩结晶,最后出现胆结石。胃溃疡同理,胃会定时分泌胃酸消化食物,如果没有食物,那么过多的胃酸可能会"刺激"胃黏膜,时间长了就会形成胃溃疡。

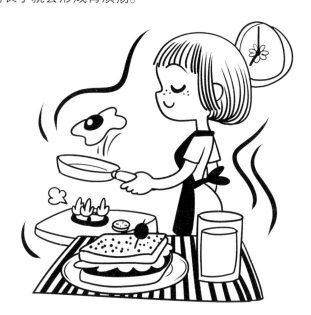

一份健康早餐的内容清单

既然早餐如此重要,那么究竟怎样搭配才合理呢?一般来说,一份健康的早餐应该包括以下内容:

1. 首先是提供碳水化合物的主食,如燕麦粥、杂粮粥、薯类、馒头、包子等,做到"粗粮+细粮"搭配会更好。

2. 其次是提供优质蛋白质的食物，如牛奶、豆制品、鸡蛋。

3. 再者是提供维生素、矿物质和膳食纤维的蔬果，蔬菜水果至少得有一样。

4. 准备一把坚果（去壳 10~15g），补充优质脂肪酸和维生素 E。

三个小窍门，快速搞定

看起来好像很复杂，对于城市里快节奏生活的人们来说行得通吗？其实，只要大家稍微掌握一些小窍门，就能快速搞定。

窍门一：提前准备

头天晚上把第二天需要的早餐食材准备出来。比如，头天晚餐的杂粮粥可以多备一些，然后盛一小碗出来放到冰箱，第二天早上放在微波炉里热1分钟即可；再比如，睡觉前把明天早餐要吃的蔬菜洗净切好，用保鲜袋装好置于冰箱中，第二天早上直接放到蒸笼上蒸或在沸水里焯5分钟就可以了。

窍门二：巧妙组合

如果你想吃一份紫薯，喝一杯牛奶，补充一个鸡蛋，是不是三种食材三道工序太麻烦了？其实不然，我们完全可以"合三为一"，以组合的形式减少在烹饪时间上的消耗。例如，紫薯鲜奶煮鸡蛋。紫薯中花青素的颜色融入牛奶的纯白后，会变成小清新的淡紫色，颜色迷人又口感鲜美。

窍门三：分步进行

分步进行也是一个节省时间的小窍门。比如，热食在家里吃完，而一些比较方便的冷食，如酸奶和水果，可以带到学校或单位后再吃。

老抽好还是生抽好

撰文/李萍（国家一级公共营养师）

酱油是生活中常见的调味品，在烹饪时加入一定量的酱油，可增加食物的香味，并使其色泽更佳。可是很多人去超市购买的时候却发现，有的包装注明的是酱油，有的是生抽，还有的是老抽，让人不知道买哪个好。酱油究竟是生抽好还是老抽好，你真的懂吗？

酱油的酿造过程

有关记载显示，中国在3000多年前就开始酿造酱油了，只不过最初是用鱼、虾、牛、羊等动物的肉来酿造，后来才慢慢演变成用豆类、谷类作为原料。酱油的酿造需要经历蛋白质的水解、淀粉的水解、有机酸生成、酒精发酵等过程。

生抽和老抽的区别

在中国现行酱油标准中，酱油分为酿造酱油和配制酱油。酿造酱油是以大豆、小麦为原料，经过微生物天然发酵制成的具有特殊色、香、味的液体调味品。配制酱油是以酿造酱油为主体，与调味液、食品添加剂等配制而成的液体调味品。酿造酱油是经微生物发酵制成的，没有毒副作用，其酱香、酯香浓厚。而配制酱油有可能含具有毒副作用的三氯丙醇，虽然符合国家标准的产品不会对人体造成危害,可以安全食用,但还是建议大家购买酿造酱油。生抽和老抽都是酿造酱油,只不过在颜色和味道上有所区别。

生抽是以黄豆、面粉或小麦外皮为原料,经发酵成熟后提取而成的,色泽淡雅,酯香、酱香浓郁,味道鲜美。但是咸味重,适合调味,比如炒菜、凉拌菜等。

老抽是在生抽的基础上加入焦糖,经过特别工艺制成的浓色酱油,颜色红亮,味道浓郁,具有醋香和酱香。适合上色,适用于红烧肉、烧卤食品及烹调深色菜肴等。

酱油的选购窍门

由于酱油是大豆和小麦经过发酵后提取而成的,因此酱油中除了盐和水分外,还含有人体所需的多种氨基酸、糖分、维生素及多种微量元素。所以优质

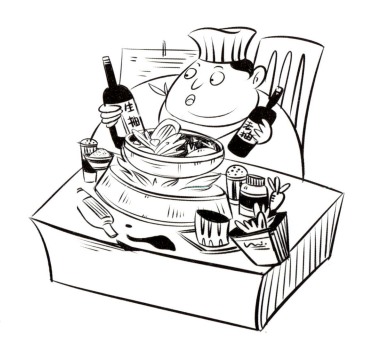

酱油不仅仅是调味品，对人体的健康也有一定益处。

那么，在选购酱油时，怎样挑选才能买到优质酱油呢？有一个小窍门可以分享给大家，无论是挑选生抽还是老抽，都要注意产品标签上氨基酸态氮的含量，一般都在配料或原料的后面。氨基酸态氮是以氨基酸形式存在的氮元素，因此，这个数值越大，说明酱油中氨基酸含量越高，味道越鲜美。我国就以酱油中氨基酸态氮的含量作为酱油的分级标准：三级酱油的氨基酸态氮不小于 0.4g/100mL，二级酱油的不小于 0.55g/100mL，一级酱油的不小于 0.7g/100mL，特级酱油的不小于 0.8g/100mL，而有的酱油甚至高达 1.1g/100mL 左右。

食用时的注意事项

酱油虽然能够增加食物的香味和色泽，使我们食欲大开，但酱油中一般含盐量较高，所以在用酱油烹调菜品时要注意少放盐或不放盐，血压高、心脏病、肾功能不全的人要特别注意限制酱油的使用量。

酱油的食用方法也要注意。有的酱油注明可以"直接佐餐食用"或"可用于佐餐凉拌或烹调炒菜"，表明其可以直接食用，也可以炒菜时使用。而注明"烹调炒菜"的酱油不能直接食用，只适用于烹调炒菜时使用。

除此之外，做热菜时注意不宜过早放入酱油，因为如果加热时间过长，高温会使酱油内的氨基酸受到破坏，糖分焦化变酸，从而降低营养价值和口感。

总之，酱油虽然能够增加食物的色泽和味道，但也要控制用量。毕竟，拥有一个健康的身体才是更重要的。

吃猪肝都有哪些讲究

撰文/王璐（北京大学医学部硕士、国家二级公共营养师）

猪肝是中国人餐桌上比较受欢迎的一道美食，但它又让人爱恨交加：一边是它确实美味；另一边它是猪体内最大的解毒器官，很可能会有残留毒素。大家都望"肝"兴叹，到底是吃还是不吃呢？另外，经常听长辈说，过了中午就不能吃猪肝了，对身体不好，这有没有科学依据呢？

猪肝的正反面

猪肝，作为动物内脏类食物，营养成分相当丰富。除了比红肉中含量更加丰富的"血红素铁"能帮助人们预防缺铁性贫血之外，还含有能改善干眼症、夜盲症的维生素A，对于孕妇和婴幼儿来说，是维生素A的很好来源。此外，肝脏中B族维生素的含量也相当不错，这弥补了现代人因进食精米白面而造成的多种维生素缺乏。

不过，肝脏同时也是动物体内的解毒器官，各种毒素会在肝脏中聚集，最终被分解、代谢成无毒无害的物质或排出体外，因此有人担心吃肝脏会"中毒"，并不安全。其实，这也并非不可能。一种可能性是因为单次摄入量过大，造成维生素A过量中毒；另一种可能性则是因为动物患病、过量使用兽药造成残留，或饲料、水源受到污染导致动物肝脏内重金属富集而引起的。由此可见，只要购买经过正规检疫检验合格的肝脏，并注意控制每次摄入量，一般都是比较安全的。

猪肝也要过午不食吗

"吃猪肝也要过午不食"的说法，并没有发现科学依据。大概是老百姓得知肝脏中胆固醇含量相当高，出于对胆固醇引起的肥胖、高血脂、心脑血管疾病等一系列慢性疾病的恐惧，才将"过午不食"的观念用到猪肝上，提醒人们在晚饭时少吃这种高胆固醇的食物。

事实上，人体内的胆固醇除了来自食物，更多地依靠人体自身合成，血液胆固醇水平受到很多因素的影响，并不是"吃胆固醇多，血胆固醇

就会高"这么简单。一般来说，如果只是每周，甚至每月吃 1～2 次肝脏，且量也并不多，就不必担心胆固醇过量的问题，倒是应该考虑一下膳食中油炸食品、甜食点心、高脂肪的动物肉类等是否吃过量了。

吃卤不如吃鲜

很多人习惯直接购买熟肉店里卤制好的猪肝回家切片食用，但卤制这种深度加工的过程，会使得猪肝中的血红素铁含量大幅度降低，且卤制过程一般要用到大量的食盐，并不健康。

如果能在正规商超买到放心的新鲜猪肝，在家彻底清洗干净后完全可以搭配大量洋葱、木耳、青椒等新鲜蔬菜，炒制成熘肝尖。但一定要注意控制量，并确保加工熟透。

这些食物也不错

如果实在担心猪肝的安全问题，鸡鸭等小型动物因生长周期短、体格小，其肝脏富集的毒素可能少于猪肝，可以作为替代。另外，也可以选择红肉，以及胆固醇含量较低的动物心脏或胗子，如鸡心、鸭心、鸡胗等，作为血红素铁的来源。黄绿色的蔬菜，如南瓜、胡萝卜、西蓝花等富含类胡萝卜素，也可以在体内转化为维生素 A。

吃盐的常识你都知道吗

撰文/高超（中国营养学会会员、中国疾病预防控制中心营养与健康所博士）

盐是人类生活中的一种重要调味品，但食用过多也会引发身体疾病。研究发现，吃盐过多会增加高血压、2型糖尿病、中风、心衰、肾病、肥胖以及骨质疏松等的发病风险。因此，一些关于吃盐的常识，你必需要知道。

吃盐越少越健康吗

众所周知，吃盐太多，钠摄入过量，不利于健康。但是吃盐太少，钠摄入又会不足，不能满足正常生理需求，也会对健康产生不良影响。食盐的化学名称叫氯化钠，由40%的钠和60%的氯组成。钠和氯是使细胞外的水分与溶解物质保持平衡的主要调节者。氯在人体中以氯离子的形式存在于细胞外液中，有维持渗透压、调节酸碱平衡和组成胃酸等生理作用，还有预防心肌坏死的效果。钠是细胞内主要的阳离子，对维持细胞的正常结构和功能起着很重要的作用。

虽然中华医学会心血管病学分会指南指出，只要少吃盐，舒张压和收缩压都会明显降低，但完全不吃盐是不行的。摄入足量的钠有助于维持身体体液平衡，有益神经及肌肉健康。钠摄入过少易导致低钠血症，会出现软弱乏力、恶心呕吐、头痛嗜睡、肌肉痛性痉挛等症状。

多吃点海盐对身体好吗

海盐现在已经被戴上了健康的光环,人们越来越青睐它,认为含有较多微量元素的海盐拥有独特的泥土香味。美国心脏病协会的一项调查显示,61%的人认为,海盐比食盐含钠更少。但是事实上,海盐与食盐的含钠量基本相同,都为40%。相比于食用盐,因为并没有怎么接受过加工处理,海盐看起来更粗糙也更大颗。虽然海盐富含镁、钾和钙等微量元素,但是这些营养素也可通过其他食物获得。

钠藏在哪些食物中

人们都以为少吃盐不难做到,只要不吃太咸的食物,就不会摄入太多钠。实际上钠隐藏在许多物质中,几乎无处不在。熟食、面包、三明治、奶酪等不太咸的常见食物,也可能含有大量的钠。此外,发酵剂、焙粉和苏打粉等也都含钠物质。乳制品的天然钠含量很高,往往还添加食盐。日常饮水也可能

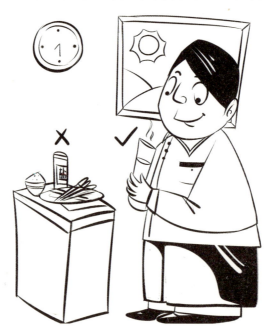

是钠的一个重要隐蔽来源。但是最重要的还是烹饪和加工食品的大量用盐，建议烹饪时注意控制盐、酱油等调味料的用量，在购买加工食品时，注意观察食品包装上的营养标签，其中标有钠含量。

大量的钠只存在于食品中吗

除了高盐食物之外，很多非处方药也含有大量的钠。因此，我们应多加注意药物标签上的警示语。如果你患有高血压，那么在服用制酸药、止咳药、轻泻剂或以抗坏血酸钠（抗坏血酸除外）名义出售的丙种维生素前，应请教医生，其中有些药物的钠含量甚至达到一天的钠摄入量，即 1500mg。

血压正常就不必担心吃盐吗

高血压仅仅是高盐食物的一种并发症。除高血压外，食盐摄入量高，也就是钠摄入过量，还可能导致超重肥胖、糖尿病、胃癌、骨质疏松症、肾结石、哮喘等多种健康问题。因此，即使是血压正常的人群，每天的盐摄入量也应注意控制。世界卫生组织推荐成人每天食用 5g 盐，相当于 2g 钠。

吃饭没盐，再香的饭菜也难以下咽，想要控制每日摄入的盐量不是一件容易的事。最后再给大家支一个减盐妙招，不妨试试隔天吃顿无盐餐，早餐或晚餐完全不吃咸味食物。比如，早餐以谷物片为主食，配一大杯豆浆或牛奶、酸奶，加点葡萄干、杏干等水果干调味，再吃些小番茄和水果。

懂点儿科学

为什么很多人都爱吃烤串儿

撰文/陈云凤（国家二级公共营养师）

夏日里吃烧烤，是许多人的心头爱，左边一口烤串，右边一大口扎啤，一口气来个几十串，那叫一个惬意。只是这撸串配啤酒虽好吃，但得小心身体哦！

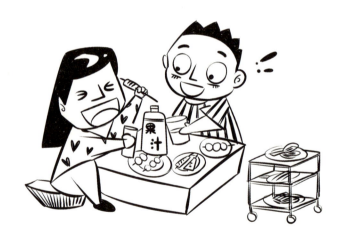

为啥烤串儿惹人爱

食品在热处理的过程中，会发生一系列化学反应，产生香气，这就是美拉德反应。生肉是没有香味的，只有在蒸馏或烤焙时才会有香味。烧烤过程中，肉类各种组织成分间发生一系列复杂变化，产生了挥发性的香味物质，也就是我们闻到的独特的肉香味。除此之外，食物加热过程中发生的糖类热解、油脂分解、氨基酸分解等也会产生一些香气物质。

美味背后藏有安全隐患

第一大隐患是高脂。烤肉的脂肪一般都不会太少，有时还会抹油烤制，因为脂肪过低的食材烤后口感太柴，难谈美味。也有人专门做了实验，发现60g烤筋（11串）中提取出脂肪30.8g；60g烤肉（20串）中提取出11g脂肪。而吃烤肉一般在晚上居多，吃一餐烤肉，全天油脂就超标了。

高盐也是一大隐患。烤串在烤制前，一般会加入大量的盐及香辛料进行调味。高盐的摄入会增加高血压等慢性病的风险。

吃烧烤有可能导致摄入的高动物性食物超标。《中国居民膳食指南》（2016版）中指出，每日畜禽类和鱼虾类的摄入量各为40～75g，也就是说，每日肉的总量约为80～150g，这里指的是生重。一般500g的羊肉可以串25串（普通小串）左右，每串约重20g。按照推荐标准，吃7串就足够了。

高温烤制还会产生大量的致癌物，如杂环胺和苯并芘。苯并芘既可以通过烤肉进入消化道，也可以通过烤肉的烟雾进入呼吸道。苯并芘会在体内蓄积，能诱发胃癌、肠癌等癌症。

而另一致癌物——杂环胺，在动物实验中可能会引发乳腺癌、结肠癌等。有相关资料表明，常吃烧烤的女性，患乳腺癌的概率要比不爱吃烧烤食品的女性高出2倍。高温烤肉难免使肉的局部过热，导致致癌物含量超标。

烤串儿配啤酒不科学

啤酒是以发芽大麦为主要原料酿造的一类饮料，酒精度低，营养价值高，含有水分、碳水化合物、蛋白质、二氧化碳、维生素及钙、磷等物质。炎炎夏日常用来做消暑饮料，少量饮用有消暑解热、帮助消化、开胃健脾、增进食欲的功效。

虽然啤酒中酒精含量较低，但是含有麦芽汁，就是所谓的"度数"，而麦芽汁中含有麦芽糖等碳水化合物，这与其他酒比起来，是另外一种能量来源，因此啤酒被称为"液体面包"。加上人们喝啤酒的量通常会比较大，如果此时又没有增加运动消耗，就会导致大量的碳水化合物、脂肪等能源物质"闲置"，进而以脂肪的形式储存在体内。

长期过量饮酒还会增加患各种疾病的风险。因此应尽可能饮用低度酒，并控制在适当限量以内，建议成年男性一日饮酒的酒精量不超过 25g（相当于 750mL 啤酒），女性不超过 15g（相当于 450mL 啤酒）。

这样吃烧烤才健康

要健康地吃烧烤，应注意以下几点：

① 选择室内排烟设施好的餐馆。

② 荤素搭配，也可加一些主食。

③ 以烤熟为原则，不要烤焦。

④ 食不过量，不暴饮暴食。

⑤ 多吃新鲜蔬菜，增加维生素 C 的摄入，减少有害物质。

⑥ 合理选择饮料，可选择鲜榨果汁，如饮酒应限量。

⑦ 控制吃烧烤的次数，每月最多不要超过 2 次。

鸡蛋有"种族"之分吗

撰文/王桂真(一级健康管理师、国家一级公共营养师、首都保健营养美食学会理事)

随着生活水平的提高,鸡蛋已经成了我们生活中必不可少的食物。目前,市场上能够见到的鸡蛋,大概分成四类颜色:白色、粉色、褐色和青色。

很多人都偏爱深色蛋壳的鸡蛋,比如老一辈的人喜欢买红皮鸡蛋,认为这样的鸡蛋营养价值更高。而一些人更喜欢绿皮鸡蛋,认为这才是优良的品种。这是真的吗?同是鸡蛋,还有"种族"之分?

蛋壳颜色为何不同

在鸡蛋的形成过程中,影响蛋壳颜色的色素主要是原卟啉(又称卵卟啉),由母鸡的蛋壳腺合成。卵离开子宫进入输卵管下端,经过管壁色素细胞所分泌的色素沉积物"刷上"一层颜色。最后排出体外时,就是我们看到的鸡蛋了。这些色素沉积于蛋壳外层和壳上膜,便形成了我们所看到的鸡蛋颜色。因此,色素分泌的不同才是让鸡蛋呈现不同颜色的真正原因。

影响颜色的因素

合成原卟啉能力是由遗传因素决定的,所以蛋壳颜色主要受遗传因素的影响。对一只母鸡来说,蛋壳颜色深浅是比较固定的。天然食物或商品饲料中获得的色素，并不能被沉积到蛋壳中，如果在鸡饲料里添加核黄素和β-胡萝卜素，蛋黄的颜色会变深，蛋壳却未必。而且母鸡合成原卟啉的遗传能力，由于存在个体差异，即使相同品种的鸡蛋壳的颜色也有一定的差别。特别是商品鸡，一般是由多个遗传品系杂交的，差异更为明显。

母鸡的年龄因素也会影响到鸡蛋的颜色。鸡蛋的重量会随着母鸡年龄的增大而增加，但壳上膜色素的分泌量是固定的，并不因年龄的变化而改变。因此，当母鸡随着年龄增长而蛋的重量不断增大时，有限的色素就会分布到表面积扩大的蛋壳上，导致蛋壳颜色变浅。

还有，一些引起诱发免疫应激反应的疾病，如传染性支气管炎、非典型新城疫和产蛋综合征等，会导致蛋壳腺萎缩，影响蛋壳的色泽。沙门氏菌和大肠杆菌的轻度感染则会影响输卵管蛋壳腺的分泌，出现所谓的沙皮蛋。许多小型的饲料厂在产蛋鸡浓缩料中添加少量的抗生素，反而有助于蛋壳质量的改善，就是这个原因。

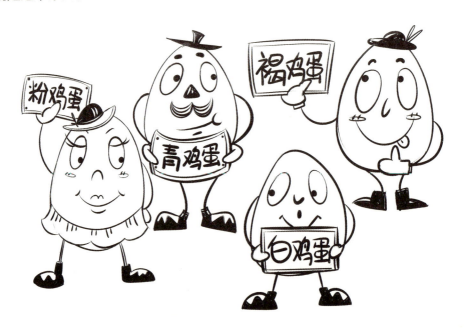

此外，也与饲料中营养元素的含量有关。如饲料中缺乏钙，蛋壳质量会变差。钙添加过多，会导致蛋壳和壳上膜的钙沉积过多，钙的沉积过度又会使蛋壳的颜色变淡、色调变差。

综上所述，蛋壳的颜色与蛋白和蛋黄的形成没有什么关联，而我们所需求的营养，基本都是来自于蛋白和蛋黄。所以，挑选鸡蛋不用太看重蛋壳的颜色，还是以新鲜为主。

教你分辨新鲜鸡蛋

1. 用眼睛观察。把鸡蛋对着强光，如果能够看出蛋黄悬浮在蛋清中间，便可以认为这是新鲜的，因为新鲜蛋清的张力比较大。反观不新鲜的鸡蛋，蛋黄会向气室移动，蛋清沉在下面，轻轻晃动一下，会感觉像水一样晃动。

2. 将新鲜的鸡蛋磕到碗里，摊开后会发现蛋清有分层。外面稀，中间稠，靠近蛋黄的部分又会变稀。稍微不新鲜的鸡蛋能看到两层，如果连层都看不出来，就几乎可以说有些变质了。新鲜的蛋黄膜是往上鼓着的，不新鲜的蛋黄往边上跑。新鲜的蛋黄摊出来的面积小，呈圆状或椭圆状。再就是蛋黄与蛋清之间会连接着两条白色的螺旋形的"小辫子"，如果没有就不新鲜了。

3. 新鲜鸡蛋煮熟后不容易剥皮，剥的时候往往会连带下来部分蛋白；不新鲜的鸡蛋则连皮带膜很容易剥开。

懂点儿科学

吃辣为什么要适量

撰文/吴建平（国家一级公共营养师）

媒体曾报道过这样一则消息，一个女孩网购"世界第一辣"泡面，没吃几口嘴就被辣红肿，浑身发麻，不得不到医院就诊。这个案例值得我们注意，因为辣椒对人体有强烈的刺激性，吃辣椒要适量，不要贪图一时的痛快，给身体造成伤害。

辣椒营养价值高

辣椒，俗称番椒、大椒等，属于茄科植物的果实。从营养学的角度来讲，辣椒可简单划分为干辣椒和鲜辣椒，两者的营养价值不尽相同。干辣椒每100g含蛋白质15g，鲜辣椒每100g含蛋白质1.3g；鲜辣椒每100g含维生素C144mg，含胡萝卜素1 390μg，干辣椒则为0。市场上的鲜辣椒有青尖椒和红辣椒，这两者的营养素大致相仿。

辣椒的营养价值很高，富含维生素C、维生素A、β-胡萝卜素以及钙、铁等矿物质。同时，辣椒对坏血病、牙龈出血、贫血、血管脆弱的患者有辅助治疗的作用，还能缓解胸腹冷痛、痢疾，降低心脏病和冠状动脉硬化的发生率。

"神奇"的辣椒素

辣椒素能抑制胃酸的分泌，刺激碱性黏液分泌，有助于预防和治疗胃溃疡，还能加速能量和脂类的新陈代谢，防止体内脂肪积存。辣椒素还是一种抗氧化物质，它可以阻止有关细胞的新陈代谢，从而终止细胞组织的癌变过程，降低癌细胞的发生率。有研究表明红辣椒属于"红皮"蔬菜，对乳腺癌等肿瘤有防治作用。

辣椒含有的多种植物化学物质，如辣椒红素、辣椒玉红素，已被美国FAO、日本、英国、ECC、WHO和中国国标等国家和组织审定为无限制性使用的天然食品添加剂。

辣椒吃多了为什么不好

辣椒一旦吃起来就很想一直吃下去，但是吃完又很容易出现嘴巴红肿、拉肚子等症状，这是为什么呢？从口感上说，主要是辣椒里的辣椒素能够给嘴巴带来爽辣的感觉，而且辣椒能够刺激口腔黏膜，引起胃肠蠕动，促进唾液分泌、增强食欲，还能促进消化。

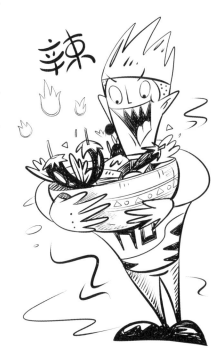

但是，也因为辣椒素具有刺激性，会给嘴巴一种烧灼感，多吃可能会导致嘴巴变红变肿；同时，肠胃可能因受到辣椒素的刺激，引起功能紊乱，导致出现拉肚子等现象。

辣椒虽好但要忌口

除火热病或阴虚火旺和慢性疾病等患者外，辣椒均可适量食用。正常人群以鲜辣椒每天不超过 100g，干辣椒每天不超过 10g 为宜。并且，以下人群需少食或忌食。

① 患有心脑血管疾病的人群。如高血压、慢性支气管炎、肺心病、肺结核等病人。

② 肾病和肾结石患者不宜食用辣椒。辣椒素通过肾排泄，有损肾实质细胞，严重者可引起肾功能改变，甚至出现肾衰竭。辣椒维生素C含量丰富，尤其是甜椒，长期食用不利于肾结石的患者。

③ 痔疮患者。大量食用辣椒等刺激性食物，会刺激胃肠道，使痔疮疼痛加剧，甚至导致出血等症状。

④ 有眼病者。红眼病、角膜炎等患者，吃辣椒会加重眼病。

⑤ 慢性胆囊炎患者。因为辣椒刺激胃液分泌，易造成胆囊收缩，诱发胆绞痛。

⑥ 肠胃功能不佳者。过多食用辣椒素会剧烈刺激胃黏膜，产生炎症，引起胃痛、腹泻并使肛门烧灼刺疼，诱发胃肠疾病，促使痔疮出血。

⑦ 热症者。有发热、便秘、鼻血、口干舌燥、咽喉肿痛等热症者，吃辣会加重症状。

⑧ 产妇。产后一周内，吃辣椒不但会使自己"上火"，出现大便秘结等症状，还会影响婴儿，使婴儿内热加重。

⑨ 口腔溃疡者。患者口腔对咸、辣、酸、苦等味道敏感，吃辣椒会加重疼痛。

味精和鸡精哪个好

撰文/王慧星（国家高级公共营养师、营养讲师）

走进超市，很多消费者会犹豫，鸡精和味精该选哪个？好像味精比鸡精便宜一些，但鸡精的成分更多，口感更好。一时选择困难症又犯了。那么，味精和鸡精到底有什么区别，我们该如何选择呢？

两者的区别在哪里

仔细看外包装上的营养成分表不难发现：

味精，主要成分是谷氨酸钠，含量有 99%、95%、90%、80% 四种。有个别品牌的味精要求含量不低于 99%。

鸡精，主要成分依次为味精、食用盐、大米、白砂糖、鸡肉、食品添加剂（5'-呈味核苷酸二钠、核黄素）、鸡蛋全蛋液、食用香精、咖喱粉、小葱、大蒜，其中蛋白质含量 2%，无脂肪，但是钠的含量却达到了 50%。当然不同品牌的鸡精配料有所差异，属于复合调味料。

综上所述，味精是单纯性调味料，成分单一，口感单一。而鸡精的配料成分较为复杂，口感更丰富。

两者是如何生产的

味精是由粮食制成的产品,本身就是一种氨基酸,天然存在于粮食、豆类和鱼肉类中。对大多数人来讲,少量食用味精并不会产生什么危害。常用的味精制取方法有水解法、发酵法、合成法和提取法,其中大部分味精是通过发酵法制取的。大体的制作流程为:淀粉质原料—糖液—谷氨酸发酵—中和—味精。

鸡精是味精的加工产物,由多种呈味物质混合而成,鲜味更复杂多元化。

毒性试验表明味精和鸡精对人体都是无毒无害的,世界卫生组织(WHO)也把味精归入最安全的类别。当然,这是建立在正常使用量的基础上的。另外,高温加热虽然会使味精和鸡精失去原有的鲜味,但不会致癌,大家可以放心吃。

我们该如何选择

有人会问,鸡精是不是鸡肉浓缩而成的?营养成分是不是比味精高很

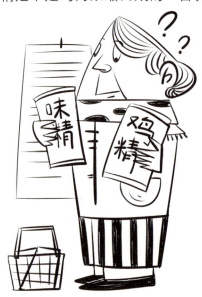

多？其实不然。仔细分析鸡精的配料表，排在第一位的还是味精。而鸡肉的成分含量很少，有少量的鸡肉粉或鸡蛋粉就很不错了。蛋白质含量只有2%，无脂肪和碳水化合物，更别提矿物质、维生素和膳食纤维了。

那么，应该如何选择呢？

味精适用于动物性食物的烹调，鸡精适用于汤类和植物性食物。但对于痛风患者而言，应该不吃或少吃，毕竟两种调味品中都含有核苷酸，不利于控制病情。味精和鸡精虽然在正常使用量内是无毒无害的，即每天不超过2g，但几乎没什么营养，只是用来调味的佐料。

正确使用方法

鸡精相对于味精更难溶解，所以适合做汤。味精最好在70～90℃下使用，当温度达到150℃时，便会脱水结晶。若是超过200℃，谷氨酸钠就会变成焦谷氨酸，也就没有鲜味了。所以做菜或煲汤时，临出锅时加入味精最佳，也可以用水溶解味精做成凉拌菜。

肉类、鸡蛋、蘑菇、海鲜等食物本就含有谷氨酸，加入盐炒制后，会自动生成谷氨酸钠，因此没必要放味精。味精的鲜味只能在咸味菜肴中才能体现，若是放入一些甜品中，不仅不能提鲜，反而会产生异味，难以下咽。另外，每餐每个人可放5～10粒鸡精或味精，配合1g左右盐就可以了。合理食用味精能减少体内钠离子的摄入。

总之，不管是味精还是鸡精都是提鲜味的产品，不要过度神化或盲目排斥，应依个人口味选择。但不要依靠这些调味品增加营养，它们只是调味品而已。

另外，烹调时保持食物的原本风味，比长期食用调味品更让人放心。

懂点儿科学

真假海蜇如何分辨

撰文/王思露（国家二级公共营养师、国家高级心理咨询师、高级食品质检员）

听说市场上大多数海蜇都是"高仿制品"，换句话说，就是假货。这可如何是好呢？真假海蜇到底怎么分辨？

海蜇究竟好在哪里

海蜇是一种软体的海产腔肠动物，其呈现半透明状，可供食用，也可入药。海蜇营养价值很高，富含不饱和脂肪酸，而且有许多不饱和脂肪酸是海蜇所特有的，特别是 C24:5 超长链多不饱和脂肪酸，这在以前其他海洋生物中从未遇见过；而且海蜇中各种氨基酸成分配比齐全，能够与其他食物的氨基酸互补；海蜇中还含有多种多糖成分。

正因为海蜇有了这么多的营养成分，所以食用它对人体有很多好处。例如，它可以为人体提供丰富的不饱和脂肪酸，促进儿童智力发育，预防动脉硬化等心血管疾病；氨基酸互补，可以为人体提供构成身体的最基本"蛋白质"；还有多种多糖成分，一定程度上也可以起到防衰老、抗氧化等作用。据《本草纲目》记载，海蜇具有清热解毒、化痰软坚、降压消肿等功能，对支气管炎、哮喘、高血压、胃溃疡等症均有疗效。

但是真海蜇较人造海蜇而言，价钱较贵，从而导致现在市场上出现很多人造海蜇。这类人造海蜇是用各种化学物质制作而成的，没有任何营养价值，长期食用还会对人体产生很大的危害。

吃人造海蜇会怎样

市场中售卖的海蜇丝大多是人工制作而成的，让人防不胜防。不过，俗话说"知己知彼，百战不殆"，为了让那些假冒海蜇无处藏身，我们首先要了解那些假海蜇是如何制作出来的，进而学会如何辨认真假海蜇，这样才能有效规避买到假海蜇的风险。

那么，人造海蜇的制作过程究竟是怎样的呢？其实，人造海蜇丝是由化学试剂海藻酸钠加无水氯化钙和明矾制作而成的，制作过程中可以使用各种模具做出各种形状的海蜇制品。从配料上就可以看出，其实人造海蜇丝并无营养，买回去吃到肚子里的，其实就是一些"化学试剂"。

长期食用这类制品，不仅没办法吸收营养，还会对身体造成极大的威胁。针对其中的各种化学组成成分而言，海藻酸钠进入体内会妨碍人体对有益矿物质的吸收，造成人体的矿物质缺失；而明矾是很久之前就备受争议的一种物质。而且制作人造海蜇的厂家都是一些"小作坊"，其环境、卫生情况都很令人担忧。所以，食用了这样的人造海蜇，可谓百害而无一利。

三招辨别真假海蜇丝

那么，如何轻松辨别真假海蜇丝呢？

一看颜色。真海蜇丝呈淡黄色、乳白色，人造海蜇丝为透明的白色。

二闻气味。真海蜇丝有一股浓郁的海腥味，而人造海蜇丝没有气

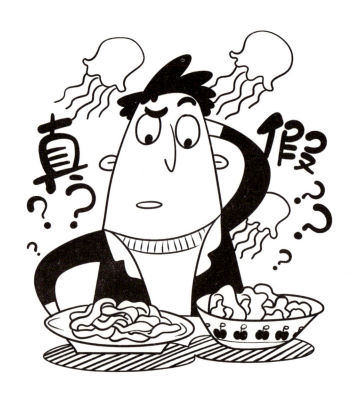

味,甚至有时还会有化学药品的味道。

三是真海蜇丝撕扯容易碎裂、扯断;人造海蜇丝经过撕拉不易扯断,有胶质感。

对了,海蜇捞出海后为了防止化掉,要添加明矾和盐,所以食用时最好用清水泡一下,这样可去掉里面的添加成分,还能杀死海蜇本身自带的一种溶血性细菌,浸泡时间最好超过 12 小时以上。

"甜味剂"能代替糖类吗

撰文/沈夏冰（国家高级营养讲师）

糖，蕴含着支持万物生长的能量。从远古时期起，人类就对糖类极具好感，人们发现，林间丰硕香甜的果实能让人精力充沛、充满活力。如今"甜"这个字眼，已超越了味觉的范畴，多被用来形容美好、愉悦的事物。由此，足见人们对糖的重视。

"糖"为何频繁遭受质疑

一直被视为"生命之源"的糖，最近几年却频遭质疑。世界卫生组织（WHO）新制定的《成人和儿童糖摄入量指南》，建议在整个生命历程中减少游离糖摄入量；成人和儿童游离糖摄入量应减至摄入总能量的10%以内，如能进一步将其降至低于摄入总能量的5%，会对健康带来更多好处。

按照成年人每天约2000kcal的能量需要，精制糖摄入需控制到每日50g，仅相当于一瓶500mL左右的碳酸饮料的含糖量，再加上来自糖果、巧克力、甜点、蜜饯等的糖类在体内吸收速率极快，血糖波动大，很容易导致胰岛素分泌紊乱。但糖类毕竟功能强大，不仅是神经系统基本的能源、血清素的前体，还能节约蛋白质等，且具有人类在视觉、味觉上无法抗拒的诱惑，怎么看都少不了。

"代糖产品"为何备受青睐

考虑到人类嗜"甜",而过多摄入糖类又不够健康,退而求其次,很多人选择"代糖产品",也就是"甜味剂"。这些物质虽然富含甜味,却无法被人体吸收和利用。

木糖醇,被称为糖尿病人理想的"甜味剂",这种提取自玉米芯、甘蔗渣的甜味剂在体内代谢非常快,不需要胰岛素的作用就能进入细胞内,能有效减轻胰腺负担,且几乎没有副作用,世界健康组织食品添加剂联合专家委员会对木糖醇ADI(每日允许摄入量)几乎不作限制。

甜菊糖苷也是一种天然甜味剂。很多甜味剂的甜味不纯,与普通糖的口味差距很大,但甜菊糖苷是和白砂糖口味最接近的一种,加之安全性较高,如今被广泛应用于各种蛋糕、软糖等食物中。

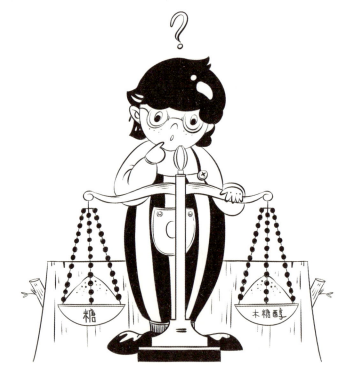

甜味剂也存在风险吗

甜味剂热量低，有利于控制体重并且对血糖影响小，看起来是替代糖类的不错选择，但有研究显示，常用人工甜味剂可能会导致葡萄糖不耐受，从而增加血糖升高的风险。正常人群即使一次性摄入大量富含糖类的食物，也能通过胰岛素的作用使血糖恢复平稳，但长期高糖饮食易损伤胰岛，从而造成身体血糖调节能力的不足。如2型糖尿病患者在患病前期，几乎都有不同程度的糖耐量受损，即表现为进食后对血糖的控制能力不足。据悉，在381名非糖尿病患者的队列研究中，研究者发现人工甜味剂的摄入量与体重、腰臀比增加，空腹血糖升高等指标呈现正相关。似乎甜味剂，尤其是人工合成甜味剂，并不是糖尿病患者的优质选择。

甜味剂能否代替糖类

答案是不能。很多加工食物都会添加甜味剂，严格避免几乎不可能，但糖也不是洪水猛兽，正常情况下，不建议刻意使用甜味剂代替糖类摄入。其实，学会挑选"复合糖"更重要，如奶、蔬菜、水果、全谷类、豆类，这些食物中的蛋白质、脂肪，不仅能减缓食物中糖在人体的吸收，还能够提供其他丰富的营养素。

每天做到摄入250g牛奶、500g蔬菜、250g水果、250g左右的谷物（其中三分之一左右粗杂粮），并尽量控制蜂蜜、糖果、饼干、面包、果汁（即使是鲜榨果汁）中精制糖类的摄入量，避免刻意摄入甜味剂，才是我们理性对待"甜"的正确态度。

懂点儿科学

6招教你辨别假冒伪劣食品

撰文/王慧星（国家高级公共营养师、营养讲师）

食品安全问题关乎人们的健康大事，每一年都是大家关注的热点。僵尸肉、非法染色食品一次次被曝光，作为消费者，我们感到无比担忧，还有什么东西能吃？其实，只要学会辨别假冒伪劣食品，就等于为我们的健康生活上了一把安全锁。

散装食品看色、香、味、形

对于果脯、蜜饯、腌菜等散装食品，如果成品颜色比原果蔬亮好多倍，很有可能是使用了过量的硫黄熏制或者使用甲醛泡制而成。同时，颜色太亮、香味太浓都可能遮盖住原本已经变质了的食物。所以，购买时尽量选择颜色接近原果蔬或颜色稍暗的成品。

对于其他的散装食品，像饼干、蛋糕、山楂片类，在保证口感和风味正常的基础上，外观整齐无粘连，即为正常安全的食品。

包装食品留心生产厂家信息

仔细观察不难发现，正规厂家外包装袋上都会出现生产企业的名称、生产地址、邮政编码、投诉电话等。另外，在包装袋的侧面会有条形码和食品生产许可编号。这不仅仅是食品安全国家标准的要求，还可以防止不法分子用劣质品假冒优质名牌食品，出现商标侵权的现象。

网购食品看准生产日期和保质期

很多人喜欢在网上购买食物，但网上食品的监管体系尚不完善，很容易被不法商家钻空子。建议网购食品时，除了看其他买家的评价外，也要关注经营者是否有营业执照、食品生产许可证等，尽量买大企业生产的正规品牌的商品。

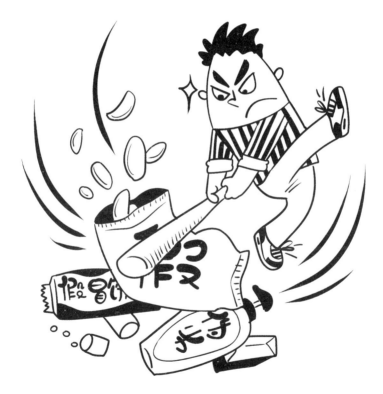

食品包装的文字和图案有讲究

首先看外包装上的文字，有些假冒伪劣产品的名称和正品就差一个字，价格却比正品低很多，不仔细看可能就会买到假冒产品。另外，注意字体印刷的颜色和清晰度，正品的印刷要求甚至最小的字体也清晰可见。对于图案，正品的logo和外包装图案都要求非常清晰。假冒伪劣产品因为受到成本和技术的限制，会出现图案色彩不均匀、图案模糊的现象。

食品标签标注要齐全

根据《预包装食品标签通则》的要求，直接向消费者提供的预包装食品标签标示应包括食品名称、配料表、净含量和规格、生产者和（或）经销者的名称、地址和联系方式、生产日期和保质期、贮存条件、食品生产许可证编号、产品标准代号及其他需要标示的内容。

另外，也可以在前几条建议的基础上，登录国家市场监督管理总局官网，在数据查询一栏，点击食品生产许可获证企业（SC），输入企业名称和食品生产许可证编号进行查询。

保健产品看准标志

现在的保健品市场比较混乱，不要轻信虚假广告。在购买时，尽量选择大型商场、超市或者连锁药店的知名品牌；其次特别注意包装上面是否有"蓝帽子"标志以及产品的批准文号，包括"国食健字"和"卫食健字"；此外，还需理性消费，判断自己是否是该产品的"适宜人群"。

你看得懂食品包装"说明书"吗

撰文/许冰（首都保健营养美食学会营养讲师、国家二级公共营养师）

作为一名合格的"吃货"，爱吃、会吃是基本技能。那么问题来了，号称"吃货"的你，能看懂食品包装上的"说明书"吗？

如何读懂配料表

食品包装袋上的配料表是用来标注生产此种食品所使用到的主料、辅料及各种添加剂成分的，即标明了组成这款食品的所有成分。根据《中华人民共和国食品安全法》中的相关内容规定，食品包装袋上的配料表一般以加入量比例的多少，由多到少依次递减的顺序排列，排在第一位的是含量最多的成分，以此类推。通过阅读配料表，我们可以知道这款食品到底是不是所谓的"货真价实"。举个例子，很多消费者会误认为"酸酸乳饮料"也是牛奶，其实拿这两者的配料表对比就会发现，"酸酸乳饮料"配料表中排在第一位的是水，而"纯牛奶"是生牛乳。所以，酸酸乳饮料并不是牛奶。

营养成分表要怎么看

食品包装袋上常见的营养成分表一般由营养素项目、含量值及占营养素参考值百分比（NRV%）三部分组成。营养素项目列出产品所包含的营养素的种类名称，其中能量、三大产能营养素（蛋白质、脂肪、碳水化合物）和钠是必须明确标出的部分，也就是常说的"1+4"。其他营养素可以自由标识，比如奶制品往往还会标注"钙"，高纤产品还会标注"膳食纤维"这一项。

每份含量指的是在"这一份"基数的前提下，各项营养素含量的多少。不同产品对每份的定义不同，最常见的是以每100g或100mL为一份来计算含量，也有的产品是以一个包装为一份的，查看的时候一定要注意区分。

营养素参考值（NRV）主要依据中国居民膳食营养素推荐摄入量（RNI）和适宜摄入量（AI）而制定的（每一个营养素都有自己的RNI或AI），用于比较食品营养成分含量多少的参考标准，是消费者选择食品时的一种营养参照尺度。换句话说，它指的是每份产品中，各营养素的含量分别占推荐参考值（每天）的多少。

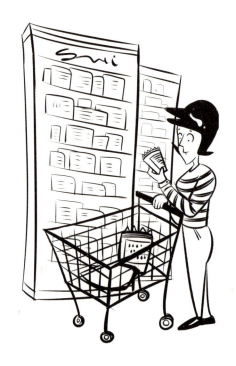

营养素含量越高越好吗

食品营养标签中的营养素含量是否越高越好，这要看针对什么样的人群。如果是针对患有高血压的人群，那么食品营养成分表中钠含量是越低越好；如果是正在减肥的人群，那么食品营养成分表中能量、蛋白质、脂肪、碳水化合物的数值越低越好；如果是正在健身打算增肌的人群，那么优先采购"蛋白质"含量高的食品在一定程度上会更有帮助。

因此，对于营养素含量高低的评价，不能一概而论，要具体人群具体分析。

高钙奶补钙效果更好吗

按照《预包装食品营养标签通则》（GB 28050—2011）的规定，每100mL 食物中钙含量超过营养素参考值（NRV）15% 的产品，才能被标注为高钙食品。钙的营养素参考值（NRV）为 800mg，也就是说，高钙奶中的钙含量至少要在 120mg/100mL 以上。

从钙含量的角度上看，与普通奶相比，高钙奶补钙确实有一定的优势。但是补钙不仅仅与食物中的钙含量有关，还与钙的吸收率有一定关系。普通奶中的钙含量为 100mg/100mL，以乳酸钙的形式存在，这种钙吸收率较高，而高钙奶中比普通奶多出来的那部分钙（大约是 20mg/100mL）是强化添加的碳酸钙或其他形式的钙，吸收率不如乳酸钙。

普通奶本来就是补钙佳品，中国居民膳食指南建议成年人每天至少饮用 300g 的普通牛奶，有条件的可以喝到 500g。每天能保证这个饮用量，钙缺乏的风险是很低的。

懂点儿科学

四招教你解冻"冻肉"

撰文/王桂真（一级健康管理师、国家一级公共营养师、首都保健营养美食学会理事）

在物质丰富的今天，吃肉已经变得非常普通，不再像以前，一年也吃不上几次肉。走进超市，买上两斤后肘肉，回家炒菜做汤都是不错的食材。只是这买来的肉一般当天吃不完，切成小块放到冰箱的冷冻室里，是很多家庭的做法。经过冷冻，肉类再次取出食用的时候，就会发现一个问题，这肉冻得特别结实。有时做菜急着要用，如果是自然解冻，恐怕时间上来不及，有些朋友就会拿着暖水瓶直接把热水倒在肉上，用热水解冻。虽然这样解冻比较快，殊不知会造成肉的夹生，反而不利于解冻。此外，热水不但会让肉中的鲜味物质流失，而且B族维生素也会被破坏，最严重的是温热的环境还会使细菌滋生。

怎样解冻才能安全快速呢？下面这四招可以根据实际情况使用起来。

流水解冻

大家都知道自然解冻的肉，肉质细嫩，口感更好，但是所需要的时间比较长，没有个把小时难以解冻。建议准备一个盆，把肉放在盆里，然后打开水龙头，让涓涓细流不断流入盆中。盆中水满以后，要确保盆中的水及时得到更新，这样可以加快肉类的解冻速度，保持肉类的鲜度和口感。

加入适量的醋

解冻肉类的时候,可以在水里加入一瓶盖的醋,这是因为醋的冰点低,可以加快冰的溶解。不过有一点要注意,毕竟醋是带有酸味的,尽量不要选择陈醋、米醋、香醋。相对而言,甜醋的效果最好,但要控制好量,否则肉容易出现酸味,吃起来就难以下咽,食之无味,弃之可惜,这样就有点得不偿失了。

金属夹肉

金属的导热性比较强,因此解冻时间较短。找两个金属盆,将盆底洗净,用两个盆的盆底像"肉夹馍"一样将肉夹住,之后将夹着肉的盆倒扣于桌上。只需十几分钟,冻肉就可以切割了。

微波炉解冻

也可以把冻得硬邦邦的肉放入微波炉中,选择解冻键,轻松完成解冻的程序。但需要注意的是,用微波炉解冻肉类的时候,要注意时间的选择,如果时间过长,恐怕这肉就会变得半生不熟了。

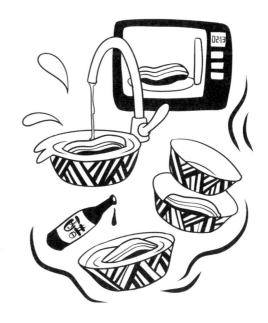

不管你选择哪一种解冻方法,在解冻过程中,最好随时观察冻肉的变化,这样不仅解冻快,还可以保持肉类的营养。

懂点儿科学

你真的了解保质期吗

撰文/贾艳雪（国家三级公共营养师）

生活中的很多商品都有保质期，尤其是食品。为了避免吃完食物后肚子不舒服，人们购物时总是习惯查看保质期，但是你真的了解保质期吗？

保质期究竟是什么

卫计委2011年发布的《预包装食品标签标准》，对保质期的最新定义是：预包装食品在标签指明的储存条件下，保持品质的期限。在此期限内，产品完全适用于销售，并保持标签中不必说明或已经说明的特有品质。通俗地理解，意思是保质期内的食物，在指明的储存条件下，它的色香味以及品质都是符合标准的。

过期食品还能吃吗

首先要明确的是，保质期不等于保存期。过了保质期的食品就是过期食品，也许有一部分，从安全性角度来说仍是可以食用的，但品质可能存在某种程度的下降。

以面包为例，如果它过期之后没有出现变硬、霉变、难闻的气味和口感变差，也可以适量食用。再比如，冷冻食品过期之后，致病菌可能没有超标，煮后吃下去也没有造成不良反应，但由于存放时间太长，风味、口感已经发生了一些变化，吃起来觉得不新鲜。而且此时其中的维生素含量已有所下降，脂肪可能发生了轻微氧化。

还需注意的是，如果食物的储存条件不合理，即使在保质期内，食物的保存效果也很差。以酸奶为例，其标注的储存条件是低温，要是采取了常温储存方式，即便是保质期内的酸奶，它的品质也会发生改变。

不含防腐剂就是不含添加剂吗

这种说法是不对的。食品添加剂有很多种，不仅仅有防腐剂，还有诸如阿斯巴甜、安赛蜜、甜蜜素之类的甜味剂；日落黄、胭脂红、柠檬黄之类的着色剂；柠檬酸、苹果酸、柠檬酸钠之类的酸度调节剂，它们都属于食品添加剂。所以，不含防腐剂不等于不含食品添加剂。

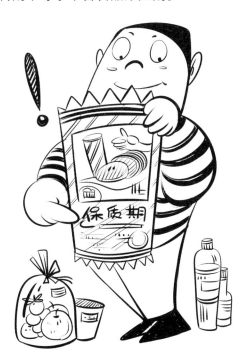

散装食物可以一直放冰箱里吗

平时我们总少不了买散装食物，比如一些散装的大米、小米、玉米、燕麦和豆类，还有一些坚果类食物、冷冻食品等。有的消费者认为，这样的食品又没有标注保质期，买回家放到冰箱里面，就可以一直存放下去。其实这样想是不对的，散装的食物放入冰箱也有保质期。

首先，冰箱不是保险箱，放进冰箱冷藏室或者冷冻室的食物，也会受到各种微生物的作用。虽然冰箱的低温环境可降低微生物的繁殖速度、降低酶的作用、降低化学反应的速度，起到延缓食品腐败变质、延长保质期的作用，但是抑制不等于全部杀死，降低不等于停止。

再者，还需考虑食品的本身组成和性质，比如说动植物本身就含有各种酶类，酶类的活动会引起食物组成成分的分解，来加速食物腐败变质。所以说即使散装的食物放入冰箱了，我们也要及时吃掉。

食品保质期越长越好吗

当然不是。随着时间的推移，新鲜度下降，食物本身的品质可能有所变化，比如维生素的流失、脂肪的酸败等，这不仅会影响食物的口感，也会对身体产生一些不好的影响，要知道新鲜食物才是更美味的。

延长保质期的因素有很多，例如防腐剂、高盐、高糖等，火腿肠的保质期比较长，就是因为其加工过程中加入了高盐和亚硝酸盐等防腐因素。还有糖果，它的保质期之所以长，是因为本身含糖比例很高。这也意味着，当我们在吃糖果时会带来高糖的摄入，因而，糖果虽好，也不能贪多。

做成罐头的食品，是不是就没有营养了

撰文/阮光锋（科信食品与营养信息交流中心业务部主任）

生活中不乏这样的声音：罐头食品添加剂超标，对身体不好；罐头食品必定添加了不少东西，不然怎么能放那么久不坏呢？看来不少人对罐头存在误解，而且误解还挺深。

罐头食品不能多吃吗

罐头食品之所以能长期保存，主要依赖于真空、密封和杀菌。在罐头制作过程中，食品装入罐头中后，经过排气，处于真空状态，造成无氧环境，容器完全密封后，还要在高温高压条件下充分杀菌。因此，罐头食品绝对不需要添加任何防腐剂，就能达到长期保存的目的。

其实，即使有防腐剂，也不用担心。防腐剂是一种合法的食品添加剂，只要合理使用都可以认为是安全的，并不会对健康有什么影响。

但是，有些罐头食品的确不太适合多吃。比如，有些水果罐头糖分很高，而有些肉类罐头盐和脂肪的含量都很高，多吃不太健康。

罐头食品没什么营养吗

很多人会认为罐头食品没营养，这也并不准确。

罐头制作的基本流程是这样的：先把内容物（食物）充分加热，把其中的微生物全部杀死；再把包装容器（罐子、瓶子等）充分加热杀菌；然后把无菌的食物装到无菌的容器中，趁热封口；最后再加热灭菌，冷却后，容器顶隙里面的空气体积收缩，会产生负压，本来封严的瓶子就更打不开了，外面的细菌也不可能进去。如果灭菌足够彻底，密封足够牢靠，罐头里的食物两三年也不会坏，并不需要添加防腐剂。

制作罐头要把食物加热两遍，肯定会损失一些营养成分，但损失可能没有大家想象的那么严重。

先说说肉类罐头。

市场上有各种各样的肉类罐头，比如鱼肉罐头，它是由鱼肉经过清洗、调味后装罐杀菌而制成的。鱼类富含蛋白质，特别容易繁殖细

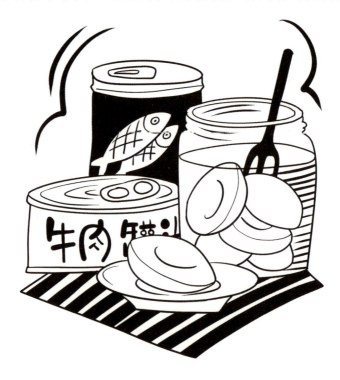

菌，所以做鱼肉罐头时都有高温灭菌的处理过程。这个过程对鱼肉中丰富的蛋白质和 n-3 脂肪酸不会有太大影响。鱼肉中的 B 族维生素很怕热，加热会造成大量损失，而且长期储存还会进一步降低。不过鱼类并不是 B 族维生素的最佳来源，可以通过粗粮等其他食物获得。

而且，鱼肉罐头在加工过程中也有好处。罐头制作过程中的高温高压加热能够使鱼骨变酥变软，大量骨钙溶出，使得鱼骨中的钙含量大幅增加，而其中的铁、锌、硒等矿物质并没有损失。因此，鱼肉罐头可以作为鱼肉的一种来源。

再说说果蔬类罐头。

大家最担心的是果蔬罐头。罐头的加热温度一般不超过 120 ℃，果蔬中的矿物质不怕加热，钾、钙、镁的含量并不会因为灭菌处理而下降，果蔬中的膳食纤维也会被保留下来。果蔬中真正怕热的主要是维生素，特别是维生素 C、B 族维生素、叶酸等。其中一部分维生素会因为加热而分解，还有一部分维生素的损失是因为溶于罐头的汤汁中，在吃的时候被扔掉了。所以，果蔬罐头中的维生素的确会损失一部分，但这些营养也并非完全都没了，其他脂溶性的维生素，如 β-胡萝卜素等，损失很少。所以，对于某些实在吃不到蔬菜水果的人来说，果蔬罐头也可以很好地补充营养，只要不是过分糖渍或者腌渍的，吃总比不吃好。

不同切法会影响食材味道吗

撰文/吴建美（国家二级公共营养师）

经常做饭的人可能会有这样的疑问：同一食材的不同切法，似乎会影响菜肴的味道，而且有时候在用刀具切食物时，总感觉食物上会有一股"刀具"的味道，不如直接手撕的来得好吃。这是真的吗？同一食材切成丁、条、丝等形状，味道会有所不同？答案是：Yes！

处理食材的常用刀法

常用刀法有切、劈、斩、批四大类。

切就是在操作时，刀与所切的原料保持垂直状态，自上而下地用力，一般适用于较脆的或无骨原料。切的方法有直切、推切、拉切、铡切、锯切、滚切等。

劈也称为砍，用于处理带骨的或坚硬的原料，劈时用力较大，手指要紧握刀箍以上，劈的技法有直劈、跟刀劈、拍刀劈，一般大型超市生鲜区经常会上演"劈"的刀法。

斩也称剁，适用于处理带肉的原料，如鱼、排骨。

斩分为排斩、直斩两种。

批也称片，用于处理无骨的脆性、韧性和软性原料。批分为推刀批、拉刀批、斜刀批、反刀批和抖刀批。这种刀法在家庭中也会时常用到，比如做水煮鱼片、涮羊肉等。

在处理食材的时候，还有一种常见的切法——花刀，花刀块是在原料上使用花刀放纹，这个主要是为了造型美观，易于入味、易成熟且保持鲜嫩。常见的有麦穗形花刀块、球形花刀块和梳子形花刀块，比如大家常吃的炒麦穗鲜鱿、炒鸡球和炒腰花。

经过刀工处理的原料，其形状、大小、厚薄、长短规格完全一致，烹调时，可使原料在短时间内迅速而均匀受热，达到所要烹调的标准。处理后的原料，因为形态一致、厚薄均匀，调味品能很快渗入原料内部，对菜肴的烹制成功起到关键的作用。整块食物原料不利于食用，将形体大的原料切成各种形状，不但便于烹饪，而且便于食用。好的菜肴，不仅味道鲜美、营养丰富，而且外形美观、赏心悦目，要做到这一点，就必须注重刀工的不同用法。

切法影响菜肴的色、香、味

俗话说"厨以切为先"，切得一手好菜，不仅决定烹饪的难易程度，甚至还会影响菜肴的营养价值和口味。

烹饪大师们认为，同一原料，同一烹调方法，只是刀工方法选择不同，菜肴成品质地就会有差异。比如，一般情况下，成熟快的菜就可以切丝、片、丁、粒等，反之则要切大一些、更粗更厚一些。刀工处理是为了让食材的大小、厚薄、长短、形状都能符合烹饪的要求，因为它不仅决定了原料最后的形状，还对菜肴制成后的色、香、味起着决定性作用。

切法是怎么影响味道的

不论什么原料，切后形状越大越利于营养素的保护。以沸煮蔬菜为例：同样的蔬菜，同样是沸煮，如切大块，则维生素 C 损失 22%～23%，蛋白质损失 2%～8%；若切小块，这两个值分别变成 32%～50% 和 14%～22%。不过，需要补充的是，针对老人和幼儿的食材，要切得细小一些，以方便他们咀嚼。

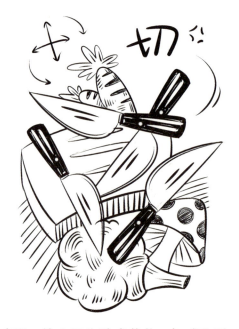

有些蔬菜和水果刀法不同，口味和香气也都会有所不同。比如西红柿，把它切片后拌沙拉或糖拌，和把它切块炒鸡蛋、炖土豆牛腩或菜花，口感和香气都是不同的，切片会得到更浓郁的番茄味。当你切开西红柿的时候，就相当于打碎了部分食物的细胞，然后细胞开始释放酶，引发一系列化学反应，产生我们闻到的香味。

从营养角度来说，因为蔬菜、水果切开后很容易氧化，流失营养素，所以建议现做现吃。如果蔬菜需要炒制，一定要旺火急炒。